儿童青少年屏前久坐行为研究

叶孙岳 等 著

Research on
Screen-Based Sedentary Behaviors in
Children and Adolescents

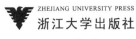

ZHEJIANG UNIVERSITY PRESS
浙江大学出版社
· 杭州 ·

图书在版编目（CIP）数据

儿童青少年屏前久坐行为研究 / 叶孙岳等著. -- 杭
州 ： 浙江大学出版社，2022.11
ISBN 978-7-308-23216-6

Ⅰ．①儿… Ⅱ．①叶… Ⅲ．①儿童－健康－行为－研
究②青少年－健康－行为－研究 Ⅳ．①R179②R161.5

中国版本图书馆CIP数据核字(2022)第202880号

儿童青少年屏前久坐行为研究

叶孙岳 等 著

策划编辑	吴伟伟
责任编辑	宁　檬
责任校对	陈逸行
封面设计	周　灵
出版发行	浙江大学出版社
	（杭州市天目山路148号　　邮政编码　310007）
	（网址：http://www.zjupress.com）
排　版	杭州林智广告有限公司
印　刷	广东虎彩云印刷有限公司绍兴分公司
开　本	710mm×1000mm　1/16
印　张	7.5
字　数	122千
版印次	2022年11月第1版　2022年11月第1次印刷
书　号	ISBN 978-7-308-23216-6
定　价	58.00元

前　言

在一定情况下，儿童青少年在屏幕前花费一定时间或许是有益的，如能增长知识、获取健康信息、促进社会关系形成、形成亲社会态度等。但若屏幕使用不当或内容不适宜，就会对儿童青少年造成不良影响或伤害，如造成肥胖、近视等体质健康问题以及攻击性增强、影响学业等。一项发表在《柳叶刀——数字医疗》（*The Lancet Digital Health*）上的系统综述和 Meta 分析得出结论：移动型屏前久坐行为如长时间暴露于手机或平板电脑将增加近视风险。同时，屏前久坐行为与体育锻炼相对独立，以往研究显示屏前久坐行为会增加患病和死亡风险，而这些风险并不会因为从事足够的中高强度体育锻炼而完全消除。所以，一般情况下，在促进儿童青少年进行中高强度体育锻炼的同时还要对他们的屏前久坐行为进行科学管理，特别是要严格控制休闲娱乐性质的屏前久坐行为。此外，不同年龄阶段儿童青少年的自制力不同，存在的潜在危害性不同，年龄越小管控越要严格。

我国教育部制定的《3—6岁儿童学习与发展指南》中要求，3—6岁学龄前儿童连续看电视的时间应限制在15—30分钟。2021年12月29日国家卫健委发布的《中国人群身体活动指南（2021）》建议，2岁及以下儿童不看各类屏幕，3—5岁儿童每天视屏时间累计不超过1小时，6—17岁儿童青少年每天视屏时间累计少于2小时等。2019年，世界卫生组织提出，2岁以下儿童应避免任何形式的屏幕时间，2—4岁的屏幕时间累计不应超过60分/天，而对于5岁及以上的儿童青少年也要限制屏前久坐行为，特别是休闲娱乐性质的屏幕时间。然而，现有研究显示，中国儿童青少年屏前久坐行为严重超标。中国家庭跟踪研究数据显示，2018年，10—15岁青少年屏前久坐行为时间平均超过2时/天。笔者针对幼儿家长的调查结果显示，2019年，学龄前儿童屏前时间过长（>1时/天）的占比接近50%。因此，迫切需要对儿童青少年屏前久坐行为的流行病学特征、危险因素及干预策略开展系统、深入研究，为有效防控儿童青少年屏前久坐行为奠定科学基础。

从国内外已出版的相关著作来看，本书的出版具有一定的理论价值和实践意义。这是因为已出版的相关著作未见有针对较新型的屏前久坐行为的专题探讨，特别是针对学龄前儿童的相关研究较为缺乏。随着信息媒体的进一步普及，屏前久坐行为在久坐行为中占据的比重越来越大，已成为影响人们身体活动水平特别是儿童青少年近视、肥胖等体质健康问题的关键可改变因素之一。因此，希望本书的出版能为我国儿童青少年减少屏前久坐行为，形成健康的生活方式，提升体质健康水平，减少超重肥胖、近视等问题的发生提供参考。

本书的相关研究主要基于流行病学的研究方法，对儿童青少年的屏前久坐行为进行定量研究。本书采用的流行病学研究方法主要是从人群的角度通过指标定量、数据建模、因果推断、结果解释等过程探讨儿童青少年屏前久坐行为的流行病学特征、危险因素及干预效应或策略等，为研究屏前久坐行为这一健康相关行为提供了良好的方法学体系。本书共分五章，分别为：第一章屏前久坐行为的概念、测量及流行状况，第二章屏前久坐行为与儿童青少年体质健康、学业成绩的关系，第三章儿童青少年屏前久坐行为的影响因素，第四章"以毒攻毒"——屏前锻炼游戏干预实验研究，第五章儿童青少年屏前久坐行为的干预效果、策略及展望。为了便于读者快速了解各章的主要内容，每章开头都对本章主要内容进行了概述。虽然形式上每一章都相对独立，但内容上逐步递进、相互补充，可反映国内外儿童青少年屏前久坐行为研究的最新进展。

在前期研究或写作过程中，诸多学者或师生做出了贡献，分别是（排名不分先后）：平湖市经济开发区中心幼儿园姚春花副园长，杭州市东城外国语实验学校陈立剑校长，安吉县孝丰中学王奇能老师，浙江师范大学李庆功教授，明尼苏达大学（美国）高赞教授、Zachary C. Pope 博士、Jung Eun Lee 博士，南卡罗来纳大学（美国）David Stodden 教授，新墨西哥大学（美国）曾楠博士，嘉兴学院吴燕博士、黄欣老师以及汪馨垚、吴湘婷、阮于倩等同学。同时，我们的研究工作得到了广大幼儿园小朋友、中小学生及家长的帮助，以及教育部人文社会科学研究一般项目（青年基金项目）、嘉兴学院"百青"培养计划、嘉兴学院人文社科青年学术骨干项目等的资助，在此一并表示感谢。

因水平所限，书中难免会出现错误，敬请广大读者批评指正。

叶孙岳

嘉兴学院平湖师范学院

2022 年 6 月 30 日

目 录

第一章

屏前久坐行为的概念、测量及流行状况

界定概念及可操作化是开展定量研究的基础。屏前久坐行为是指清醒状态下看电视、使用平板电脑、玩手机等时坐着或倚靠着的行为，是久坐行为的主要类型之一。流行病学研究显示，屏前久坐行为独立于体育锻炼，与儿童青少年肥胖、近视、抑郁等密切相关。并且儿童青少年时期形成的屏前久坐行为习惯较之体育锻炼行为延续到成年时期的可能性更大、潜在危害性更大。屏前久坐行为的测量方法主要为问卷调查法，其中包括自我报告和父母或监护人代答两种类型。问卷调查法较之客观测量法误差较大，可能会低估变量间的实际关系。此外，生态瞬时评估法（ecological momentary assessment, EMA）因其可测量行为所涉及的情境性因素也可作为测量屏前久坐行为的主要方法。目前，屏前久坐行为在儿童青少年中广泛流行，其发生率接近甚至超过50%，呈现出一定的性别、年龄、社会经济水平特征，且呈上升态势。此外，移动型屏前久坐行为（如玩手机）的占比越来越大。

第一节　屏前久坐行为的概念与测量

一、相关概念

在我们讨论什么是屏前久坐行为之前，首先要了解什么是久坐行为。久坐行为（sedentary behavior, SB），亦称静态行为，是指任何清醒状态下坐着或倚靠着姿势的代谢当量 [①] 小于等于 1.5 千卡 / 千克·时（即 ≤ 6.276 千焦 / 千克·时）的行为。[②] 从 24 小时活动模式来看，久坐行为与轻度身体活动、中高强度身体活动 [③] 及睡眠构成了一天完整的身体活动图谱。久坐行为似乎在人类历史之初就已非常普遍，不仅休息、进食时常处于"坐着"的状态，简单的劳作如缝补衣服也常伴随着久坐行为。但是随着经济社会的发展和科技进步，久坐行为似乎越来越多，已经超过临界点，成为现今劳力节省化社会广泛流行的一种生产生活方式。因久坐行为与诸多健康问题密切相关，也越来越受到运动科学、公共健康等领域专家的关注。研究显示，久坐行为独立于体育锻炼，与人体身心健康存在关联，即使儿童青少年体育锻炼达到标准（如每周中高强度体育锻炼 ≥ 150 分），过多的久坐行为仍会对其身心健康造成危害。久坐行为有多种分类方法，按照行为所处的环境可分为居家久坐行为、职场久坐行为以及交通久坐行为等；按照行为目的可分为学习型久坐行为、工作型久坐行为和休闲娱乐型久坐行为等；按照是否基于屏幕媒介又可分为屏前久坐行为和非屏前久坐行为等。

屏前久坐行为（screen-based sedentary behavior，SSB）即基于电子屏幕的久坐行为，这里的屏幕既可以是相对较大的电视机、电脑显示器，也可以是较小的平板电脑、手持游戏机及手机屏幕等。所以，屏前久坐行为既包括传统的看电视、玩电子游戏、使用笔记本或台式电脑等，也包括新型的与手机、平板电脑、VR（虚拟现实）/AR（增强现实）等电子设备相关的行为，但一般不包括有下肢粗大运动参与的屏前运动锻炼行为，如第四章提到的基于 Wii 和 Xbox 等平台的屏前锻炼游戏。理论上，屏前久坐行为并不完全等同于屏幕时间（screen time），或称视屏时间，后者还可能包括基于屏幕的运动锻炼行为如体感游戏（active video game/exergame）。屏前运动锻炼行为被认为可能对儿童

---

① 代谢当量（metabolic equivalent of tasks，METs），音译梅脱，是以安静、坐位时的能量消耗为基础，表达各种身体活动时相对能量代谢水平的常用指标。1 梅脱代表坐着休息时的能量消耗水平，相当于每公斤体重每小时消耗 1 千卡能量。

② Tremblay M S, Aubert S, Barnes J D, et al. Sedentary behavior research network (SBRN): Terminology consensus project process and outcome[J]. International Journal of Behavioral Nutrition and Physical Activity, 2017, 14(1): 75.

③ 中高强度身体活动（moderate-to-vigorous physical activity，MVPA）的划分标准为：3< METs ≤ 6 为中等强度身体活动，6> METs 为高强度身体活动。此外，轻度身体活动（light physical activity，LPA）的代谢当量为 1.5—3。

青少年健康具有一定益处。[①] 然而，大多数现有研究并没有明确区分运动型屏前行为和久坐型屏前行为。[②] 为了深入研究屏前久坐行为的潜在危害，进一步区分其是否为"久坐"显然是必要的。

屏前静态行为持续的时间长短是判断其是否为"久坐"的关键变量，但不同年龄段有不同的判定标准，不同的学术组织或国家所提出的标准也不尽相同。判定的科学依据主要是研究证据及专家共识，其逻辑是屏前久坐行为时间超过某一临界点将对儿童青少年的某一种或一组重要健康结局（outcomes）产生显著的不良影响。世界卫生组织（World Health Organization，WHO）提出，2 岁以下婴儿应避免任何形式的屏幕时间，2—4 岁儿童的屏幕时间累计不应超过 60 分 / 天，而对于 5 岁以上的儿童青少年也要限制其屏前久坐行为时间，特别是休闲娱乐性质的屏幕时间。[③] 美国儿科学会建议，家长要限制儿童休闲娱乐性质的屏幕时间（≤ 2 时 / 天），不建议 2 岁以下儿童有任何形式的屏幕暴露，同时要避免在儿童卧室放置电视机和带有网络的电子设备。[④] 我国教育部制定的《3—6 岁儿童学习与发展指南》中要求，3—4 岁儿童连续看电视等应不超过 15 分钟，4—5 岁儿童连续看电视等应不超过 20 分钟，5—6 岁儿童连续看电视等应不超过 30 分钟。《学龄前儿童（3—6 岁）运动指南》中提出，学龄前儿童屏幕时间每天累计不应超过 60 分钟，且越少越好。中国儿童青少年身体活动指南制作工作组提出，儿童青少年每天的屏幕时间应限制在 2 小时内，鼓励儿童青少年更多地动起来。因此，在后续研究中，笔者把屏前久坐行为超标界定为学龄前儿童的屏前久坐行为时间超过 1 时 / 天，学龄期儿童青少年超过 2 时 / 天。

二、测量方法

屏前久坐行为的测量方法可分为主观测量法和客观测量法。目前，主观测

[①] Gao Z. Fight fire with fire?: Promoting physical activity and health through active video games[J]. Journal of Sport and Health Science, 2017(6): 1−3.

[②] Browne D T, May S S, Colucci L, et al. From screen time to the digital level of analysis: A scoping review of measures for digital media use in children and adolescents[J]. BMJ Open, 2021, 11(5): e046367.

[③] Ansari M T. WHO guidelines on physical activity, sedentary behaviour and sleep for children under 5 years of age[R]. Geneva: World Health Organization, 2019; Okely A D, Kontsevaya A, Ng J, et al. 2020 WHO guidelines on physical activity and sedentary behavior[J]. Sports Medicine and Health Science, 2021, 3(2): 115−118.

[④] Council on Communications and Media. Children, adolescents, obesity, and the media[J]. Pediatrics, 2011, 128(1): 201−208.

量法如问卷调查法是主要测量方法。客观测量法指用计步器、体力活动加速度计[①]及运动姿势传感器等评估屏前久坐行为。但因客观测量法的成本较高、难以应用于大规模人群监测，且若没有影像记录或直接观察等的辅助难以判定是否属于屏前久坐行为。因此，在儿童青少年屏前久坐行为方面还鲜有应用客观测量法。但是，随着智能设备和物联网的广泛应用，可能会有越来越多的客观测量法实践。

在选择屏前久坐行为测量的具体工具和内容时，为了减少测量误差，需要考虑测量的效度、信度和反应性（即测量随时间变化的能力）。测量误差可分为系统误差和随机误差。一般而言，问卷调查法较之客观测量法的系统误差较大，它可能高估或低估变量间（暴露与结局）的实际关系。如果所有的受试者都有相同的误差来源就会产生随机误差，如难以准确地估计屏前久坐行为，低估变量间的实际关系。但是，可以通过统计学的方法，如增加样本量来抵消随机误差。然而，一项关于0—6岁儿童屏幕时间测量的系统综述显示，仅有11%的研究报告了测量的信度（9%）或/和效度（3%）。[②]同时，在设计研究测量的具体内容时也要考虑变量间因果推断的 Hill 标准等，[③]如：（1）关联的强度（屏前久坐行为与儿童青少年肥胖密切相关吗？）；（2）可重复性（屏前久坐行为与肥胖的关系是否已被多个研究验证？）；（3）特异性（下腰痛是否只出现在某些屏前久坐的人身上？）；（4）时序性（是否屏前久坐后才会出现下腰痛？）；（5）生物梯度（屏前久坐行为与肥胖是否存在剂量—反应关系？问卷题目需要设置至少3个选项）；（6）合理性（能否从生物学角度解释为什么长时间看电视会导致骨密度降低？）；（7）连贯性（屏前久坐行为与健康的关系是否有理论、事实、生物学和统计推理，以及证据支持？）；（8）实验证据（在办公室环境中使用站立式办公桌是否能减轻下腰痛？）；（9）类比（屏前久坐行为会

---

① 加速度计是测量身体活动的主要客观测量法之一，有一个或多个压电传感器（三个压电传感器即为三轴加速度计，常反映前后、上下、左右等六个方向的加速度）。一个压电传感器由一个压电元件和一个振动体组成。加速度通过振动作用于压电元件，产生电信号。将此电信号收集处理并储存起来就得到了身体活动的加速度计数。一般，记录次数小于100次／分即为久坐行为状态。

② Byrne R, Terranova C O, Trost S G. Measurement of screen time among young children aged 0–6 years: A systematic review[J]. Obesity Reviews, 2021, 22(8): e13260.

③ Hill A B. The environment and disease: association or causation[J]. Proceedings of the Royal Society of Medicine, 1965, 58(5): 295–300.

导致肥胖，很可能也会导致糖尿病）。一般情况下，以上标准满足得越多，产生因果关系的可能性越大。

目前，屏前久坐行为的主观测量法包括问卷调查法、生态瞬时评估法及24 小时日记或日志法等。由于操作的便捷性和较低的成本，问卷调查法是评估屏前久坐行为时应用最为广泛的主流方法。问卷调查法还可按照研究目的进一步分为一般性问卷和定量回顾性问卷两大类。一般性问卷主要提供一个整体性的个体屏前久坐行为水平或分类，如二分类题目"您每天的屏前久坐行为是否超过 2 小时"，答案为"是"与"否"，或如连续变量题目"您每天看电视多少个小时"，可填具体数字。这类问卷往往是某问卷的组成部分，只有 1—3 个条目。而定量回顾性问卷可进一步获取行为的频率、持续时间、状态及类型等信息，如本书第三章第四节的"儿童青少年屏前久坐行为问卷"就进一步把屏前久坐行为划分为"看电视或视频""以娱乐或休闲为目的玩笔记本或台式电脑""用笔记本或台式电脑做作业"及"玩手机或平板电脑"等四类，且在周一至周五和周六、周日分别测量。对于认知能力不足或不识字的儿童（如学龄前儿童或低年级小学生），一般采取父母代为报告或教师 / 父母辅助进行回答等方式。此外，还参照了查斯汀（Chastin）、施瓦兹（Schwarz）、斯凯尔顿（Skelton）提出的久坐行为分类体系[①]来设计调查问卷的具体内容，如屏前久坐行为的目的（如学习或娱乐）、环境（如学校或家庭）、姿势（如倚靠或坐着）、社会场景（如独自或与他人一起）、测量方法（如客观测量或主观测量）、相关行为（如是否同时吃零食）、状态（如心理状态）、时间（如一天或一年）、间歇（如多久休息一次）及类型（如基于电视机或手机）等。

随着手机的普及和相关应用程序（App）的开发，生态瞬时评估法也变得越来越可行。生态瞬时评估法是一种移动式数据收集技术，能够即时采集受试者的一系列功能性行为，如上学、社交、休闲娱乐及自我照料等各种活动，受试者仅需定时回答一个相当简短的问卷。由于儿童青少年屏前久坐行为有着相当程度的情境性，即特定的情境下可能表现为特定的行为，即使是同一个儿童青少年，其屏前久坐行为也可能因为情境变化而随之改变。所以，采用生态瞬

---

① Chastin S F M, Schwarz U, Skelton D A. Development of a consensus taxonomy of sedentary behaviors (SIT): Report of Delphi Round 1[J]. PLoS One, 2013, 8(12): e82313.

时评估法（包括事件取样法和时间取样法）在真实环境下评估儿童青少年屏前久坐行为及其情境性相关因素具有潜在的研究价值。

第二节　儿童青少年屏前久坐行为流行状况

从 1897 年卡尔·布劳恩（Karl Braun）发明 CRT（阴极射线管），到 1925 年英国科学家成功研制电视机，再到第二次世界大战后电视机在欧美发达国家逐渐普及，观看电视的行为在各类人群包括儿童青少年中逐渐流行起来。随着 1971 年第一台个人电脑 datapoint 2200、1989 年第一台笔记本电脑的出现以及 2007 年 iPhone 2G 等触屏手机的普及，电子产品的功能也得到了极大丰富，智能时代的电子产品对于人们特别是儿童青少年的吸引力也越来越强。现今，儿童青少年把大量的清醒状态下的时间都花在基于各类电子屏幕的活动方面。

一、国内状况

我国 0—6 岁儿童屏前久坐行为较为普遍。许琪、王建红、张丽丽等对在首都儿科研究所附属儿童医院保健科门诊正常体检的 317 名 0—36 月龄儿童家长进行了问卷调查，结果显示，18 月龄以下、18—36 月龄儿童屏幕时间分别为 0.3 时 / 天、1.2 时 / 天。[1] 朱敏、张安慧、晋臻等对芜湖市弋江区 1911 名学龄前儿童的调查发现，平均屏幕时间为 2.45 时 / 天，依次为电视 1.61 时 / 天、手机 0.35 时 / 天、平板电脑 0.28 时 / 天及笔记本或台式电脑 0.14 时 / 天。[2] 潘婉、江流、耿梦龙等通过对江苏省、湖北省、安徽省 11 个城市 109 所幼儿园的 27200 名 3—6 岁学龄前儿童的调查发现，屏幕时间大于 1 时 / 天的占比为 62.4%。[3] 刘辉、赵艳芳、邵歌等的研究显示，在北京市丰台区 1014 名幼儿园儿童中，每日屏幕时间的中位数为 60 分钟，超标（>1 时 / 天）比例

---

[1] 许琪，王建红，张丽丽，等 . 三岁及以下儿童屏幕暴露现状及影响因素分析 [J]. 中华儿科杂志，2021，59(10): 841−846.

[2] 朱敏，张安慧，曹臻，等 . 学龄前儿童视屏暴露状况及其影响因素调查 [J]. 中国妇幼保健，2017，32(4): 833−836.

[3] 潘婉，江流，耿梦龙，等 . 学龄前儿童视屏时间及户外活动对情绪的影响 [J]. 中华流行病学杂志，2019，40(12): 1569−1570.

为 46.7%。① 此外，笔者于 2019 年也对学龄前儿童屏前久坐行为进行了调查
（n=1539），结果显示，从幼儿园小班到大班屏前久坐行为时间超标（>1 时 / 天）
的比例从 38.9% 上升到 47.2%，男女生基本一致，均呈上升态势；其中，小班
到中班的上升幅度（6.8%）要大于中班到大班（1.5%）（见图 1-1）。

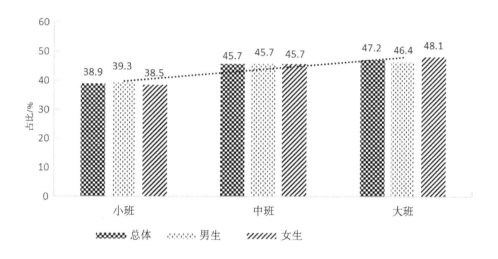

图 1-1　学龄前儿童屏前久坐行为

我国学龄期儿童普遍存在屏前久坐行为，并呈现一定的性别、年龄特征。
熊雪芹、刘佳、石菡等通过对四川省达州市小学生（n=868）的调查发现，学
习日屏幕时间平均为 2.4 时 / 天，节假日为 6.2 时 / 天。② 江大雷通过对中国家
庭跟踪研究数据（n=1442）的分析发现，中小学学生（10—15 岁）屏前久坐行
为时间平均为 2.11 时 / 天。③ 郭强、汪晓赞、蒋健保等通过对我国上海、重庆、
山东、福建、安徽、内蒙古等 6 个省（区、市）的 18242 名中小学生（8—18
岁）开展的大面积调查研究发现，男生花在屏前久坐行为的时间要多于女生，
11—15 岁学生视屏时间呈持续增加趋势，而用于社交和交通出行的久坐时间均

① 刘辉，赵艳芳，邵歌，等 . 北京市丰台区幼儿园儿童视屏时间现况及影响因素分析 [J]. 现代预防医学，2021，48(5): 833-835, 924.
② 熊雪芹，刘佳，石菡，等 . 屏幕时间与亲子关系、学龄儿童社会能力及行为问题的关系研究 [J]. 中国妇幼保健，2019(4): 899-904.
③ 江大雷 . 社会生态学视角下我国中小学生屏前行为研究 [J]. 当代体育科技，2018, 8(19): 203-208.

较少。[①] 笔者所在课题组对杭州市部分中小学生（n=1164，男生平均 14.79 岁，女生 15.05 岁）的调查发现，14.7% 的男生和 8.9% 的女生存在屏前久坐行为（>2 时 / 天），双休日花在手机和电脑上的时间分别约占屏前久坐行为时间的 80% 和 40%，较之高中生和小学生，初中生的屏前久坐行为较普遍。[②]

二、国外状况

各个国家学龄前儿童、学龄期儿童青少年的屏前久坐行为时间超过推荐标准的占比都较高，总体形势较为严峻。一项系统综述显示，学龄前儿童花费在屏幕方面的时间在幼儿园或托幼机构和家里大约分别为 0.1—1.3 时 / 天和 1.8—2.4 时 / 天。[③] 大约 59.5% 的印度 2—5 岁儿童屏幕时间超标。[④] 基于美国国家青少年体适能调查数据的研究显示，6—15 岁儿童青少年平均每天看电视 117 分钟，使用电脑 80 分钟。[⑤] 2006 年的另一项系统综述显示，儿童青少年平均每天看电视时间为 1.8—2.8 小时。[⑥] 关于美国 8—18 岁儿童青少年（n=2658）的调查研究显示，学龄儿童（8—12 岁）平均每天花在屏幕上的时间为 4 小时 36 分钟，其中看电视时间最长，为 1 小时 29 分钟。[⑦] 2016 年，来自 38 个国家的数据显示，除了斯洛文尼亚、肯尼亚以及津巴布韦以外，其他参与国家中每天屏幕时间超过 2 小时的儿童青少年占比为 60% 至 93%。[⑧] 一项研究显示（n=1268），

① 郭强，汪晓赞，蒋健保 . 我国儿童青少年身体活动与久坐行为模式特征的研究 [J]. 体育科学，2017(7): 17−29.

② Ye S, Chen L, Wang Q, et al. Correlates of screen time among 8−19-year-old students in China[J]. BMC Public Health, 2018, 18(1): 467.

③ Vanderloo L M. Screen-viewing among preschoolers in childcare: A systematic review[J]. BMC Pediatrics, 2014(14): 205.

④ Kaur N, Gupta M, Malhi P, et al. Prevalence of screen time among children aged 2 to 5 years in Chandigarh: A North Indian Union Territory[J]. Journal of Development and Behavioral Pediatrics, 2022, 43(1): 29−38.

⑤ Edelson L R, Mathias K C, Fulgoni V L, et al. Screen-based sedentary behavior and associations with functional strength in 6−15 year-old children in the United States[J]. BMC Public Health, 2015, 16(1): 116.

⑥ Marshall S J, Gorely T, Biddle S J H. A descriptive epidemiology of screen-based media use in youth: A review and critique[J]. Journal of Adolescence, 2006, 29(3), 333−349.

⑦ Vicky R. Measuring time spent with media: The common sense census of media use by US 8- to 18-year-olds[J]. Journal of Children and Media, 2016, 10(1): 138−144.

⑧ Tremblay M S, Barnes J D, González S A, et al. Globalmatrix 2.0: Report card grades on the physical activity of children and youth comparing 38 countries[J]. Journal of Physical Activity & Health, 2016, 13(11 Suppl 2): s343−s366.

西班牙儿童青少年（年龄平均 12.1 ± 2.5 岁）的屏幕时间达到 197 分 / 天。[①] 一项关于巴西青少年的研究显示，屏前久坐行为和看电视时间超标的比例分别为 70.9% 和 58.8%。[②] 英国青少年中只有 23.1% 的屏幕时间符合推荐标准。[③]

三、流行趋势

第一，儿童青少年花在屏幕方面的时间可能越来越多。随着经济社会发展和科技进步、智能化时代的到来，人们屏前久坐行为的时间可能将进一步增加。通过对由 30 个国家 154845 名青少年（11—15 岁）参与的调查研究发现，从 2002 年到 2010 年，不论是男生还是女生，不论是学习日还是双休日，其屏前久坐行为时间（看电视时间和使用电脑时间）都呈增长趋势。[④] 例如，从 2006 年至 2014 年，捷克在校学生（11—15 岁）总屏幕时间呈上升态势。[⑤] 汪小燕、殷刚柱、郭锋等的研究还发现，新冠肺炎疫情暴发也可能增加了学龄前儿童屏幕时间，[⑥] 这可能是由于居家时间、线上教学活动增多。

第二，基于新型可移动屏幕的久坐行为似乎占据越来越大的比重。一是使用电脑的时间部分取代了看电视的时间。研究显示，虽然看电视时间有所下降但使用电脑的时间却显著上升，且欧美诸多国家的儿童青少年都呈现了这一趋势。二是基于手机等可移动的屏前久坐行为又逐步取代看电视或使用电脑等行为。2015 年，美国青少年（13—18 岁）每天花在屏幕上的时间高达 6 小时 40 分钟，其中手机使用时间最长，为 2 小时 42 分钟。[⑦] 2018 年，一项基于杭州市

---

① Cabanas-Sánchez V, Martínez-Gómez D, Esteban-Cornejo I, et al. Associations of total sedentary time, screen time and non-screen sedentary time with adiposity and physical fitness in youth: The mediating effect of physical activity[J]. Journal of Sports Science, 2019, 37(8):839−849.

② Schaan C W, Cureau F V, Sbaraini M, et al. Prevalence of excessive screen time and TV viewing among Brazilian adolescents: A systematic review and meta-analysis[J]. Journal of Pediatrics (RioJ), 2019, 95(2): 155−165.

③ Pearson N, Sherar L B, Hamer M. Prevalence and correlates of meeting sleep, screen-time, and physical activity guidelines among adolescents in the United Kingdom[J]. JAMA Pediatrics, 2019, 173(10): 993−994.

④ Bucksch J, Sigmundova D, Hamrik Z, et al. International trends in adolescent screen-time behaviors from 2002 to 2010[J]. Journal of Adolescent Health, 2016, 58(4): 417−425.

⑤ Sigmundová D, Sigmund E, Bucksch J, et al. Trends in screen time behaviours in Czech schoolchildren between 2002 and 2014: HBSC study[J]. Central European Journal of Public Health, 2017, 25(1): s15−s20.

⑥ 汪小燕, 殷刚柱, 郭锋, 等. 新冠疫情前后学龄前儿童视屏时间变化及与行为问题关联[J]. 中国公共卫生, 2021, 37(5): 769−773.

⑦ Vicky R. Measuring time spent with media: The common sense census of media use by US 8-to 18-year-olds[J]. Journal of Children and Media, 2016, 10(1): 138−144.

多所中小学校学生的调查结果显示，手机或平板电脑等的使用时间已占据屏幕时间的最大部分，约占40%（男生3.79时/周，女生3.40时/周）。[①]

　　第三，除了关注儿童青少年屏前久坐行为的总时间和各类型占比变化外，学界也越来越关注行为的具体内容及相关因素，如屏前久坐时观看了什么、在什么时间、什么地点、如何使用、与谁一起、情绪体验如何、父母态度如何及调整对策有什么等。比如，现今儿童卧室里放置电视机、台式电脑、游戏机的越来越少，而拥有平板电脑和手机的儿童青少年越来越多，这使得他们有更多机会（非"监控"下）上网进行社交活动而不是仅仅被动地观看视频等。即使是观看/分享视频、玩游戏，他们似乎也越来越倾向于在自己的移动设备上进行，这样可以拥有最大的选择权以及能选择他们最感兴趣的东西。在社会生态学视角下探讨儿童青少年屏前久坐行为的流行趋势能更完整、立体地刻画其全貌，而生态瞬时评估法或许可以为研究这些内容提供良好的工具。虽然探讨这些问题很重要也很有趣，但是我们最为关注的还是儿童青少年屏前久坐行为的时间维度、危害、影响因素以及有效可行的干预措施。这些内容将在后续章节中予以逐一讨论。

---

① Ye S, Chen L, Wang Q, et al. Correlates of screen time among 8–19-year-old students in China[J]. BMC Public Health, 2018, 18(1): 467.

第二章

屏前久坐行为与儿童青少年体质健康水平、学业成绩的关系

　　以往研究已表明，屏前久坐行为与儿童青少年肥胖、近视等身体健康问题存在密切关系，但是关于其与儿童青少年体质健康、学业表现等的关系的科学证据还较为缺乏（特别是鲜见对我国儿童青少年的研究）。本章包括三项研究，初步探讨了三个问题。研究一：通过对浙江省平湖市747名学龄前儿童的屏前久坐行为、户外活动时间及视力水平等数据的研究，我们认为屏前久坐行为是学龄前儿童视力低常的重要危险因素，而户外活动可能与之存在因果关系。因此，儿童青少年的近视防控工作需从小抓起，在学龄前期就应强化干预儿童的相关不良行为习惯（屏前久坐行为），促进相关预防性行为（户外活动）的养成。研究二：基于浙江省多所中小学校1164名学生的人口学、屏前久坐行为及体质健康水平等信息，通过混合效应模型考察了儿童青少年屏前久坐行为与体质健康水平的关系，模型中调整了年龄、学校、年级及班级等潜在混杂因素。研究发现，在8—19岁的中国学生中，虽然屏前久坐行为与体质健康水平存在一定的负向关联，但目前的研究证据还不足以得出它们之间存在确切关联的结论。研究三：我们研究发现，屏前久坐行为与儿童青少年的学业成绩存在负向关联。同时，在女生的学业成绩中，双休日（以学习日作为参照组）与屏前久坐行为存在交互作用。在双休日，屏前久坐行为时间大于等于6时/天（以<3时/天作为对照组）与学生学业成绩存在负相关，但在学习日（周一至周五）两者的关系没有统计学意义。因此，儿童青少年的屏前久坐行为（特别是双休日）时间与其学业成绩呈反向关系。限制学生双休日非学习性质的屏前久坐行为可能对于提高其学业成绩具有积极意义。

第一节　学龄前儿童屏前久坐行为、户外活动时间与视力低常的关系

一、背景与目的

2020 年发布的《世界视觉报告》（World Report on Vision）显示，亚洲特别是东亚国家儿童青少年的近视发病率普遍高于欧美发达国家。近年来，我国儿童青少年的近视问题日趋严重，近视人数占到 50%—60%，并呈现低龄化趋势，6 岁儿童近视率约为 9%。"我国学生近视呈现高发、低龄化趋势，严重影响孩子们的身心健康，这是一个关系国家和民族未来的大问题，必须高度重视，不能任其发展。" 2018 年，包括教育部在内的八个政府部门共同制定和颁布了《儿童青少年近视综合防治实施方案》，把积极预防和控制儿童青少年近视问题作为国家策略，并明确到 2030 年将 6 周岁儿童近视率控制在 3% 以内。[1]一项系统综述和 Meta 分析认为，屏前久坐行为（特别是移动型）如长时间暴露在手机或平板电脑前将增加近视风险。[2]另有研究显示，长期近距离用眼以及体育活动不足是学龄儿童近视程度日渐严重的主要因素，[3]学龄前儿童视力低常的发生率则与其日常玩电子设备和看电视时间长、户外运动时间不足、用眼习惯不良等原因密切相关。[4]《3—6 岁儿童学习与发展指南》指出，儿童每天户外活动时间应不少于 2 小时，寄宿制幼儿园户外活动时间应不少于 3 小时。因此，非寄宿制儿童居家期间需每天开展不少于 1 小时的户外活动。然而，学龄前儿童的屏前久坐行为、户外活动情况不容乐观。学龄前儿童视觉系统正处于发育关键期，有一定的远视储备，相较于学龄期儿童青少年更为敏感，虽然视力不良情况往往还并不严重，但正是预防近视的最佳时机。然而，目前关于 6 岁以下学龄前儿童的相关研究还比较少，且多数为理论性探讨。因此，本研究拟通过对学龄前儿童的屏前久坐行为、户外活动时间与视力低常的关系进行研

① 张玉军，张耀宗，周晟，等. 带有动态视觉任务的体育活动对儿童视力影响的实验研究 [J]. 体育科技，2021, 42(3): 24−26.

② Jfab C, Atsb C, Ap C, et al. Association between digital smart device use and myopia: A systematic review and meta-analysis[J]. The Lancet Digital Health, 2021, 12(3): e806−e818.

③ Alvarez-Peregrina C, Sánchez-Tena M N, Martinez-Perez C, et al. The relationship between screen and outdoor time with rates of myopia in Spanish children[J]. Frontiers in Public Health, 2020(8): 560378.

④ 印淑慧，林钊琼. 南京市秦淮区学龄前儿童视力状况分析 [J]. 中国初级卫生保健，2021, 35(6): 44−46.

究，为今后制定更为有效的近视防控措施提供依据。

二、方 法

（一）对 象

采用方便抽样方法，整群抽取浙江省平湖市 4 所幼儿园 1589 名学龄前儿童作为研究对象，2019 年 9—10 月向学龄前儿童父母或监护人发放并回收了调查问卷，同时开展了学龄前儿童视力测量。所有纳入研究的对象（或监护人）都签署了知情同意书，且研究方案获得了嘉兴市第一医院（嘉兴学院附属第一医院）伦理委员会的批准 (LS2019–107)。

（二）问卷调查

本研究在参考了国际久坐行为研究工作组（Sedentary Behaviour Research Network, SBRN）发布的《术语共识项目的过程与产出》[1] 及以往相关研究的基础上，[2] 设计调查问卷，由经过培训的各带班教师进行问卷调查。问卷包括学龄前儿童情况、父母情况两个部分，共 25 个题项（见附录）。屏前久坐行为的调查问题 [3] 为学龄前儿童平均每天在家看电视、手机 / 平板电脑，玩电脑游戏等多长时间；户外活动时间问题为学龄前儿童平均每天进行户外活动多长时间（不包括在幼儿园期间的户外活动时间）。选项分别为"30 分钟以下""30 分钟—1 小时""1—2 小时""2—3 小时"及"3 小时以上"。为了便于分析，我们在数据统计分析时对部分选项进行了合并。为了验证测量的信度，我们对相应问题进行了重测信度分析（相隔一周，$n=36$），结果显示学龄前儿童的屏前久坐行为、户外活动条目的加权 Kappa 系数分别为 0.76 和 0.66，处于"较好"水平。

（三）视力测量

由幼儿园保健医生通过视力表（汉魏康视力表灯箱 KTR-B）测量学龄前儿童的左、右眼视力。由于学龄前儿童视力还未发育完全，所以本研究采用"视

---

[1] Tremblay M S, Aubert S, Barnes J D, et al. Sedentary Behavior Research Network (SBRN): Terminology Consensus Project process and outcome[J]. International Journal of Behavioral Nutrition and Physical Activity, 2017(14): 75.

[2] 滕晓雨，丁磊，邵静，等 . 山东省 4—6 岁儿童电子屏幕暴露现况及影响因素研究 [J]. 中国儿童保健杂志，2019, 27(12): 1300–1303, 1307; 叶孙岳 . Sedentary 行为：一种"久坐不动"的生活习惯 [M]. 杭州：浙江工商大学出版社，2017.

[3] 虽然在这项问卷调查中未明确"久坐"这一概念，但是这个问题主要突出了"看"这一非身体活动行为；同时，学龄前儿童的屏前行为鲜见自发的大肌肉群参与的屏前身体活动。

力低常"作为视力异常的指标。依据《0—6岁儿童眼保健及视力检查服务规范（试行）》，4岁儿童裸眼视力小于等于4.8、5岁及以上儿童裸眼视力小于等于4.9，或双眼视力相差两行及以上（标准对数视力表），或双眼视力相差0.2及以上者为视力低常。

（四）统计分析

定性资料以百分比（%）表示，定量资料以均值和标准差表示；分类变量组间比较采用卡方检验。采用Logistic回归模型对学龄前儿童屏前久坐行为、户外活动时间与视力低常的关系进行分析。使用优势比（odds ratio, OR）和95%置信区间（confidence interval, CI）来描述各因素对视力低常的影响程度。检验水平 $\alpha = 0.05$（双侧），以 $p<0.05$ 作为检验有统计学意义的标准。采用EpiData 3.1软件进行双倍数据录入，并采用IBM SPSS 20.0软件进行统计分析。

三、结　果

本研究共回收问卷1546份（应答率97.29%），测量了747名学龄前儿童的视力（3所幼儿园中班和大班学龄前儿童）。排除掉4岁以下学龄前儿童（$n=12$）和学龄前儿童屏前久坐行为数据缺失样本（$n=5$），纳入最终分析的样本为730个，男女生分别占51.5%和48.5%（见表2-1）。视力低常的学龄前儿童60名，占8.2%；其中，视力低常学龄前儿童的屏前久坐行为时间小于等于1时/天、1—2时/天、大于2时/天分别占总体的6.9%、8.6%和12.1%；视力低常学龄前儿童户外活动时间小于等于1时/天、1—2时/天、大于2时/天分别占总体的7.1%、9.6%和9.3%，差异没有统计学意义（$p>0.05$）。

表2-1　学龄前儿童视力及相关因素基本信息（$n=730$）

变量		总体 $\overline{X}$(SD)/ 名（占比 /%）	视力		χ^2	p
			正常 $\overline{X}$(SD)/ 名（占比 /%）	视力正常 $\overline{X}$(SD)/ 名（占比 /%）		
性别	男	376(51.5)	343(91.2)	33(8.8)	0.319	0.572
	女	354(48.5)	327(92.4)	27(7.6)		
年龄	<5 岁	333(45.6)	311(93.4)	22(6.6)	2.111	0.146
	≥ 5 岁	397(54.4)	359(90.4)	38(9.6)		

续表

变量		总体 $\bar{X}$(SD)/ 名 （占比 /%）	视力		χ^2	p
			正常 $\bar{X}$(SD)/ 名 （占比 /%）	视力正常 $\bar{X}$(SD)/ 名 （占比 /%）		
屏前久坐 行为	≤ 1 时 / 天	391(53.6)	364(93.1)	27(6.9)	3.135	0.209
	1—2 时 / 天	232(31.8)	212(91.4)	20(8.6)		
	>2 时 / 天	107(14.6)	94(87.9)	13(12.1)		
母亲学历	初中及以下	187(25.6)	172(92.0)	15(8.0)	0.373	0.830
	高中	228(31.2)	211(92.5)	17(7.5)		
	大学及以上	315(43.2)	287(91.1)	28(8.9)		
户外活动 时间	≤ 1 时 / 天	382(52.3)	354(92.9)	27(7.1)	1.390	0.499
	1—2 时 / 天	251(34.4)	227(90.4)	24(9.6)		
	>2 时 / 天	97(13.3)	88(90.7)	9(9.3)		

如表 2-2 所示，当控制了学龄前儿童性别、年龄及母亲受教育程度等因素后（模型 1 和模型 2），学龄前儿童屏前久坐行为、户外活动时间与其视力低常的关系没有统计学意义（$p<0.05$）。当纳入屏前久坐行为与学龄前儿童年龄交互项后，学龄前儿童年龄、屏前久坐行为与年龄交互作用在模型中有统计学意义。为此，我们进一步分年龄组别进行了统计分析，结果如表 2-3 所示。在 5 岁以下的学龄前儿童中，屏前久坐行为时间大于 2 时 / 天的学龄前儿童罹患视力低常的概率是小于等于 1 时 / 天的 3.45 倍（$p<0.05$）；而在 5 岁以上学龄前儿童中，户外活动时间 1—2 时 / 天的学龄前儿童患视力低常的概率是小于等于 1 时 / 天组的 2.11 倍（$p<0.05$）。

表 2-2　学龄前儿童视力低常的相关因素 Logistic 回归模型

变量		模型 1		模型 2		模型 3	
		OR(95%CI)	p	OR(95%CI)	p	OR(95%CI)	p
性别	男	参照组		参照组		参照组	
	女	0.87(0.51,1.49)	0.621	0.87(0.51,1.50)	0.625	0.87(0.51,1.49)	0.870
年龄	<5 岁	参照组		参照组		参照组	
	≥ 5 岁	1.48(0.85,2.56)	0.162	1.49(0.86,2.58)	0.154	2.12(1.11,4.05)	0.024

续表

变量		模型 1		模型 2		模型 3	
		OR(95%CI)	p	OR(95%CI)	p	OR(95%CI)	p
屏前久坐行为	≤1时/天	参照组		参照组		参照组	
	1—2时/天	1.26(0.69,2.30)	0.456	1.22(0.66,2.23)	0.529	1.20(0.65,2.21)	0.556
	>2时/天	1.84(0.91,3.72)	0.087	1.81(0.89,3.66)	0.100	4.26(1.62,11.23)	0.003
母亲学历	初中及以下			0.88(0.45,1.72)	0.704	0.89(0.45,1.74)	0.728
	高中			0.80(0.42,1.49)	0.477	0.78(0.41,1.47)	0.441
	大学及以上			参照组		参照组	
户外活动时间	≤1时/天			参照组		参照组	
	1—2时/天			1.38(0.77,2.46)	0.280	1.44(0.80,2.57)	0.223
	>2时/天			1.31(0.59,2.91)	0.511	1.29(0.58,2.88)	0.533
交互作用项	屏前久坐行为≤1时/天 × 年龄<5岁					参照组	
	屏前久坐行为>2时/天 × 年龄≥5岁					0.21(0.05,0.82)	0.024

注：模型 1 纳入了学龄前儿童性别、年龄及屏前久坐行为；模型 2 纳入了模型 1 的变量及母亲学历、学龄前儿童户外活动时间；模型 3 纳入了模型 2 的变量及屏前久坐行为与年龄交互项。

表 2-3　分年龄组别的学龄前儿童视力低常相关因素 Logistic 回归模型

变量		<5 岁		≥5 岁	
		OR(95%CI)	p	OR(95%CI)	p
性别	男	参照组		参照组	
	女	0.78(0.32,1.91)	0.594	0.90(0.45,1.78)	0.761
屏前久坐行为	≤1时/天	参照组		参照组	
	1—2时/天	0.72(0.22,2.39)	0.594	1.51(0.73,3.14)	0.267
	>2时/天	3.45(1.25,9.52)	0.017	0.96(0.34,2.76)	0.944
母亲学历	初中及以下	0.26(0.06,1.22)	0.087	1.38(0.61,3.14)	0.437
	高中	0.56(0.20,1.55)	0.267	0.99(0.43,2.27)	0.989
	大学及以上	参照组		参照组	
户外活动时间	≤1时/天	参照组		参照组	
	1—2时/天	0.68(0.25,1.90)	0.464	2.11(1.01,4.44)	0.048
	>2时/天	0.75(0.19,2.90)	0.673	1.65(0.60,4.58)	0.336

注：所有变量都同时纳入回归模型。

四、讨论与结论

随着现代社会电子产品的普及，人们的生活被各种电子屏幕所包围。近些年出生的儿童大多在手机、平板电脑等电子设备的包围下长大，他们通过数字屏幕了解周围的世界，这些设备已经成为他们日常生活中不可或缺的部分。有研究表明，儿童青少年的屏幕时间每年都在增加。《儿童与父母：媒介使用与态度报告》显示，英国5—7岁儿童中42%拥有自己的平板电脑，28%拥有手机，93%使用视频分享平台。电子屏幕的易于获取，特别是移动型媒介的拥有势必会增加儿童青少年使用屏幕的概率。本研究显示，46.5%的学龄前儿童屏前久坐行为时间超过1时/天（美国眼科学会对于2—5岁儿童使用电子屏幕的推荐时间为不超过1时/天）。虽然电子设备使用累计时间可能相对不长（从初次使用到调查时不过几年），但由于学龄前儿童正处于视觉发育敏感期，对于近距离活动更加敏感，因此，远期负面影响可能更大，特别是远超推荐量的屏前久坐行为（如>2时/天）。本研究发现，对于5岁以下的学龄前儿童，屏前久坐行为时间超过2时/天患视力低常的概率是小于等于1时/天的3倍以上。已有研究表明屏前久坐行为、上网时间增加会使儿童青少年罹患近视的概率增加，[①] 本研究结果进一步提示，在视觉发育成熟之前（一般认为6岁才基本发育成熟），过多的屏前久坐行为可能会对视力产生不利影响。而且，这一早期不利影响可能对于学龄前儿童之后的近视、高度近视问题产生直接决定性作用。因此，本研究结果可为今后开展学龄前儿童甚至婴幼儿早期家庭屏前久坐行为干预提供实证依据。

以往研究已经充分表明，近距离工作、学习是近视的危险因素，[②] 而充足

① Jfab C, Atsb C, Ap C, et al. Association between digital smart device use and myopia: A systematic review and meta-analysis[J]. The Lancet Digital Health, 2021, 12(3): e806−e818; Alvarez-Peregrina C, Sánchez-Tena M N, Martinez-Perez C, et al. The relationship between screen and outdoor time with rates of myopia in Spanish children[J]. Frontiers in Public Health, 2020(8): 560378; Xu L, Ma Y, Yuan J, et al. COVID-19 quarantine reveals that behavioral changes have an effect on myopia progression[J]. Ophthalmology, 2021, 128(11): 1652−1654.

② Zhang C, Li L, Jan C, et al. Association of school education with eyesight among children and adolescents[J]. JAMA Network Open, 2022, 5(4): e229545; Lin Z, Vasudevan B, Jhanji V, et al. Near work, outdoor activity, and their association with refractive error[J]. Optometry and Vision Science, 2014(91): 376−382.

的阳光下的户外活动对于预防近视具有重要作用。[①] 虽然户外活动的保护作用机制尚不明确，但有研究认为户外视野开阔，充足的光照会促进维生素 D 合成，光线刺激视网膜释放多巴胺进而抑制眼轴变长，此外，运动锻炼可缓解眼部疲劳等，这些可能是户外活动产生积极作用的重要原因。[②] 然而，与预期结果户外活动是视力保护因素有所不同的是，对于 5 岁以上的学龄前儿童，户外活动 1—2 时 / 天的学龄前儿童患视力低常的概率是小于等于 1 时 / 天的 2 倍以上。户外活动与视力低常的关系可能比较复杂，不是简单的单向因果关系，存在互为因果的关系。同时，学龄前儿童户外活动与视力的关系还可能受到照护人（如父母、祖父母 / 外祖父母等）的中介影响。当父母或其他照护人感知到学龄前儿童视力下降及户外活动的潜在益处时，可能会带学龄前儿童到户外参加活动，抵消屏前久坐行为的消极影响。由此，表现出视力低常是原因，而户外活动时间增加是结果。但这还有待今后更多的研究特别是队列研究结果进一步验证。

本研究还存在一定的局限性。首先，样本量相对不足，可能对于影响较小的因素难以分析出统计学效应。这主要是由于没有预料到幼儿园小班的儿童刚入学时存在适应问题，难以开展视力测量活动，因此本研究样本缺少了小班学龄前儿童。其次，本研究的结果是基于经济社会较为发达地区的横断面数据，难以对因素间的因果关系做出有效推断，同时把结果应用到其他人群时也需谨慎。最后，屏前久坐行为及户外活动时间都是父母或监护人的自我报告，可能存在主观偏倚。

综上所述，本研究认为屏前久坐行为是学龄前儿童视力低常的重要危险因素，而户外活动时间可能与之存在互为因果的关系。因此，儿童青少年的近视防控工作需从小抓起，尽早干预，在学龄前期就应强化干预儿童的相关不良行为习惯（屏前久坐行为），促进相关预防性行为（户外活动）的养成。今后，可

---

① Rose K A, Morgan I G, Ip J, et al. Outdoor activity reduces the prevalence of myopia in children[J]. Ophthalmology, 2008, 115(8): 1279–1285;Wu P C, Chen C T, Chang L C, 等 . 中国台湾小学生户外活动时间与视力的关联研究 [J]. 中华预防医学杂志 , 2021, 55(4): 527–527; 王瑛 , 罗蘽 , 张明 . 户外活动时长与预防儿童近视的 Meta 分析 [J]. 中国循证医学杂志 , 2019, 19(3): 287–292.

② Feldkaemper M, Schaeffler F. An updated view on the role of dopamine in myopia[J]. Experimental Eye Research, 2013(114): 106–119; 李良 , 徐建方 , 路瑛丽 , 等 . 户外活动和体育锻炼防控儿童青少年近视的研究进展 [J]. 中国体育科技 , 2019, 55(4): 3–13.

进一步扩大样本，客观测量学龄前儿童视力相关指标（如远视力储备、眼轴长度等）、屏前久坐行为及户外活动时间，开展多中心队列研究，明确因果关系及相关因素的中介、交互作用，为有效、精准干预学龄前儿童视力问题奠定坚实基础。

第二节　屏前久坐行为与儿童青少年体质健康水平的关系 [①]

一、背景与目的

在中国，近 40% 的学龄期儿童青少年的屏前久坐行为时间超过建议标准（≤ 2 时 / 天），约 70% 的中小学生没有达到国家推荐的每天 60 分钟中高强度身体活动水平的要求。[②] 这种屏前久坐行为过多或身体活动不足将不利于儿童青少年身心健康。大量研究已经证明，屏前久坐行为是儿童青少年直接或间接身心健康问题的重要影响因素，包括肥胖、近视、心血管疾病、社会行为障碍等。[③]

2019 年全国学生体质与健康调研结果显示，虽然我国学生体质健康水平出现改善，其中柔韧素质、力量素质改善明显，优良率呈上升趋势（达到 23.8%），但是总体形势仍然不容乐观，特别是耐力素质下降趋势未有根本改变。[④] 与此同时，个别部门或学校为了凸显体质健康水平的改善态势，采取调研样本筛选、"应试"突击等针对性体质测试策略，存在潜在的失真现象，即调

① 第二、三节主要结果已发表在《国际环境研究与公共健康期刊》，作者：黄欣、曾楠、叶孙岳。

② Wang N, He J, Wang Z, et al. The prevalence of sufficient physical activity among primary and high school students in Mainland China: A systematic review and meta-analysis[J]. Public Health, 2018(163): 67−75; 中国儿童青少年身体活动指南制作工作组，张云婷，马生霞，等 . 中国儿童青少年身体活动指南 [J]. 中国循证儿科杂志，2017, 12(6): 401−409; Cai Y J, Zhu X H, Wu X P. Overweight, obesity, and screen-time viewing among Chinese school-aged children: National prevalence estimates from the 2016 Physical Activity and Fitness in China—The Youth Study[J]. Journal of Sport and Health Science, 2017(6): 404−409.

③ De Rezende L F M, Lopes M R, Rey-Lopez J P, et al. Sedentary behavior and health outcomes: An overview of systematic reviews[J]. PLoS One, 2014(9): e105620; Stiglic N, Viner R M. Effects of screen time on the health and well-being of children and adolescents: A systematic review of reviews[J]. BMJ Open, 2019(9): e023191; Faught E L, Qian W, Carson V L, et al. The longitudinal impact of diet, physical activity, sleep, and screen time on Canadian adolescents' academic achievement: An analysis from the COMPASS study[J]. Preventive Medicine, 2019(125): 24−31.

④ Ao D, Wu F, Yun C F, et al. Trends in physical fitness among 12-year-old children in urban and rural areas during the social transformation period in China[J]. Journal of Adolescent Health, 2019(64): 250−257.

研结果可能高估了整体学生体质健康的真实水平。因此，我国学生体质健康问题的真实情况或许更为严峻。以往研究表明，这种体质健康水平难以改善或下降主要可能是中高强度体育活动不足和长期久坐的生活方式导致的。[①]

与其他类型的久坐行为相比，屏前久坐行为因其坐姿、能量消耗和持续时间有所不同，对儿童青少年体质健康水平的影响也可能不同。[②] 现有关于中国学生屏前久坐行为与体质健康水平之间关系的研究文献还十分不足，有必要开展相关研究，明确两者之间的关系。因此，本研究旨在探讨中国中小学生屏前久坐行为是否与其体质健康水平有关，性别间及学习日与双休日是否存在差异等，为今后设计、开展有针对性的干预提供依据。

二、方 法

（一）对 象

2015 年 9 月至 2016 年 5 月，浙江省 5 所学校 [包括 1 所小学四、五年级全体学生（ n=215 ），2 所初中的部分学生（ n=463 ），2 所高中的部分学生（ n=486 ）]，共 1164 名 8—19 岁学生参与了本项目研究。排除了存在年龄或性别变量缺失（ n=26 ）、缺少知情同意书（ n=26 ）、相关变量缺失（ n=49 ）、变量异常值（ n=23 ）等情况的儿童青少年后，我们最终分析了 1040 名学生。

（二）屏前久坐行为问卷

本研究的屏前久坐行为问卷是在《青少年久坐活动问卷》（中文版）[③] 的基础上删改编制而成，包括三个条目（见表 2-4）。问卷主要在老师或家长协助下由学生自主完成。问卷的组内相关系数（intraclass correlation coefficient, ICC）为男生 0.80（其中看电视 0.82，玩手机 0.71，玩电脑 0.80）和女生 0.84（其中

---

① Judice P B, Silva A M, Berria J, et al. Sedentary patterns, physical activity and health-related physical fitness in youth: A cross-sectional study[J]. International Journal of Behavioral Nutrition and Physical Activity, 2017(14): 25; Sun C, Pezic A, Tikellis G, et al. Effects of school-based interventions for direct delivery of physical activity on fitness and cardiometabolic markers in children and adolescents: A systematic review of randomized controlled trials[J]. Obesity Reviews, 2013(14): 818–838.

② Mansoubi M, Pearson N, Clemes S A, et al. Energy expenditure during common sitting and standing tasks: Examining the 1.5 MET definition of sedentary behaviour[J]. BMC Public Health, 2015(15): 516; Kerr J, Marshall S J, Godbole S, et al. Using the SenseCam to improve classifications of sedentary behavior in free-living settings[J]. Amercian Journal of Preventive Medicine, 2013(44): 290–296.

③ 叶孙岳 . Sedentary 行为：一种 "久坐不动" 的生活习惯 [M]. 杭州 : 浙江工商大学出版社 , 2017.

看电视 0.80，玩手机 0.82，玩电脑 0.64）。基于兰第斯（Landis）、科赫（Koch）等的评价标准，这一重测信度系数大致处于"高"（>0.80）或"较高"（0.60—0.80）水平。此外，我们还调查了学生的性别、出生日期、身高、体重、学校、年级及班级等信息。

表 2-4 儿童青少年屏前久坐行为问卷

题目	你是否参加这项活动？		周一至周五总共花了多少时间？	周六至周日总共花了多少时间？
1. 看电视	□是	□否	____小时____分钟	____小时____分钟
2. 玩手机	□是	□否	____小时____分钟	____小时____分钟
3. 玩电脑	□是	□否	____小时____分钟	____小时____分钟

（三）体质健康水平测量

体质健康水平的测量项目包括肺活量、立定跳远、50 米跑、柔韧性、引体向上（男生）或仰卧起坐（女生）和 1000 米跑（男生）或 800 米跑（女生）。根据《国家学生体质健康标准》，在 2015 年秋季学期结束时进行体质测试。对每个测量项目的技能成绩进行 t 分数转换（50 + 10 × z 分数）并相加，得出最终的体质健康水平数值。50 米跑和 800/1000 米跑成绩（秒）的 z 分数要乘以 −1，因为其数值越低表示水平越好，而在其他测量项目中则不同（数值越高表示水平越高）。所有项目的测量均由体育教师实施完成。

（四）统计分析

首先，对数据进行正态分布检验，剔除异常值。采用均值和标准差描述连续变量，频数和百分比描述分类变量。屏前久坐行为、体质健康水平等连续变量的性别差异采用 t 检验来评估。其次，采用线性混合效应模型探索屏前久坐行为与体质健康水平的关联，包括固定效应（屏前久坐行为和年龄）和随机效应（学校、年级和班级）。最后，研究人员探讨了屏前久坐行为（分学习日和双休日）对儿童青少年体质健康水平的影响。所有分析均在 IBM SPSS 22.0 (Armonk, NY, USA) 统计软件包中进行，检验水平为 $p<0.05$（双侧）。

三、结　果

学生基本信息显示，男女生平均年龄分别为 14.76（±2.53）岁和 15.02（±2.50）岁；男女生身体质量指数（body mass index, BMI）分别为 20.76(±3.81)千克/米^2 和 19.96(±3.04) 千克/米^2；男女生屏前久坐行为时间分别为 7.96(±8.66) 时/周和 6.56(±5.99) 时/周，男生显著高于女生（包括学习日和双休日，$p<0.05$），如表 2-5 所示。在体质方面，男生各项得分均高于女生，但柔韧性方面则相反 ($p<0.001$)。

表 2-5　中小学学生体质健康水平基本信息

变量		男生 $\overline{X}$(SD)/ 名（占比 /%）	女生 $\overline{X}$(SD)/ 名（占比 /%）	p
n		499（47.98）	541（52.02）	
年龄（岁）		14.76 (2.53)	15.02 (2.50)	0.089
身高（厘米）		167.96 (9.60)	159.76 (6.08)	<0.001
体重（千克）		58.91 (13.85)	51.27 (9.29)	<0.001
BMI（千米 / 米^2）		20.76 (3.81)	19.96 (3.04)	0.001
屏前久坐行为 （小时）	总时间	7.96 (8.66)	6.56 (5.99)	0.002
	学习日	1.55 (3.75)	1.11 (2.13)	0.016
	双休日	6.41 (6.06)	5.45 (5.01)	0.006
屏前久坐行为 （%）	<3 时 / 天	289(57.92)	356(65.80)	
	3—6 时 / 天	142(28.46)	136(25.14)	0.011
	≥6 时 / 天	68(13.63)	49(9.06)	
体质健康水平	肺活量（毫升）	3555.39 (1034.32)	2743.17 (581.78)	<0.001
	立定跳远（厘米）	213.79 (34.98)	174.44 (21.49)	<0.001
	50 米跑（秒）	7.83 (0.97)	8.83 (0.70)	<0.001
	柔韧性（厘米）	9.13 (8.35)	14.52 (7.03)	<0.001
	仰卧起坐（次）	—	39.15 (10.43)	—
	引体向上（次）	4.60 (5.58)	—	—
	800 米跑（秒）	—	228.90 (21.92)	—
	1000 米跑（秒）	253.87 (40.01)	—	—
	总水平，t 分数	302.43(40.69)	297.99(27.90)	0.065

注：男女生比较分类变量采用卡方检验，连续变量采用 t 检验。

表 2-6 显示了屏前久坐行为与学生体质健康水平关系的线性混合效应模

型分析结果。在模型1中，屏前久坐行为与学生体质健康水平呈负相关 ($p <$ 0.01)。在模型2中，调整了年龄、学校、年级和班级后，男生屏前久坐行为与体质健康水平的相关性不显著 ($p> 0.05$)。进一步把屏前久坐行为划分为学习日和双休日后（模型3），学习日、双休日屏前久坐行为与男女生体质健康水平的关系没有统计学意义 ($p>0.05$)。在模型中，年龄和学校、年级、班级有统计学意义。

表2-6 屏前久坐行为与学生体质健康水平的关系

模型（自变量）	体质健康水平	
	男生，β (SE)	女生，β (SE)
模型1：		
屏前久坐行为（固定效应）	−0.84†(0.26)	−1.02‡ (0.22)
模型2：		
屏前久坐行为（固定效应）	−0.20 (0.16)	−0.43★ (0.20)
年龄（固定效应）	17.38‡(1.51)	5.68‡ (1.25)
学校、年级、班级（随机效应）	196.16★(82.64)	128.04★(50.33)
模型3：		
学习日屏前久坐行为(固定效应)	0.12(0.44)	−0.90(0.56)
双休日屏前久坐行为(固定效应)	−0.38(0.29)	−0.30(0.24)
年龄（固定效应）	17.24‡(1.52)	5.60‡(1.25)
学校、年级、班级（随机效应）	200.63★(85.01)	131.34★(51.34)

注：模型1为混合效应模型，因变量为体质健康水平，自变量为屏前久坐行为（固定效应）；模型2调整了年龄（固定效应）和学校、年级及班级（随机效应）；模型3中把屏前久坐行为进一步划分为学习日和双休日纳入分析。 ★: $p < 0.050$; †: $p < 0.010$; ‡: $p < 0.001$。

四、讨论与结论

结果显示，女生屏前久坐行为与体质健康水平呈显著负相关。在本研究中，即使控制了相关潜在干扰变量，女生屏前久坐行为与体质健康水平仍存在显著的负相关。我们发现，花太多时间在玩电脑上对这种关系起到了至关重要的作用。这一发现对于丰富现有文献，按性别实施体质干预策略具有重要意义。

一项系统综述结果显示，虽然有较强的证据显示看电视时间与心肺适能、有氧耐力或最大摄氧量之间呈负相关，但屏前久坐行为与体质健康水平之间的关系较弱且不一致。[1] 较之整体的屏前久坐行为，看电视往往与儿童青少年的体质健康水平关系更为紧密。[2] 因此，今后研究似乎应该考虑屏前久坐行为具体类型与体质健康水平之间的特异性关系。

屏前久坐行为特别是诸如看电视等行为与体质健康水平有关的原因之一可能在于屏前久坐行为是儿童青少年超重肥胖的重要影响因素。而超重肥胖儿童青少年因需承担较大体重负荷将不利于取得较好的体质测试成绩，特别是长距离耐久跑如800米或1000米跑，且因身体负重大需要付出更多的努力才能取得和其他人相同的成绩。以往研究还显示，屏前久坐行为导致儿童青少年超重肥胖的机制可能是他们在屏前久坐过程中摄入了更多能量，如边看电视边吃零食。另外，屏前久坐行为作为久坐行为的一种，能量消耗较其他类型的身体活动少，对体力活动特别是轻体力活动可能存在挤出效应，会降低儿童青少年总的身体活动水平。

在本研究中，虽然体质测试成绩的评定是按照各年级的标准分别评价的，但在模型中年龄仍是一个重要的影响因素。因此，即使在同一年级中，年龄（精确到小数点后两位）也是影响儿童青少年体质测试成绩的重要因素。在同一标准下，年龄较大的学生因其生理年龄较大、认知能力较好，体能、运动技能水平往往也较高。这说明，在对同一年龄段的儿童青少年进行体质健康水平评价时仍存在潜在不公平性。但在分年级的结果中，仅有高三年级学生模型中的年龄变量有统计学意义。因此，是否确切存在或多大程度上存在这一不公平性还有待更多更大样本的进一步研究。或许主要原因是本样本较之对标样本（全国），低龄学生体质健康水平较差或高龄学生体质健康水平较好。同时，学校、年级、班级内部也存在一定的聚集性，不同学校、年级或班级可能存在体育教学质量或人群的差异。

不可否认，本研究还存在诸多不足。我们使用了自我报告问卷来测量儿

① Stiglic N, Viner R M. Effects of screen time on the health and well-being of children and adolescents: A systematic review of reviews[J]. BMJ Open, 2019(9): e023191.

② Van Ekris E, Altenburg T M, Singh A S, et al. An evidence-update on the prospective relationship between childhood sedentary behaviour and biomedical health indicators: A systematic review and meta-analysis[J]. Obesity Reviews, 2016(17): 833−849; Carson V, Hunter S, Kuzik N, et al. Systematic review of sedentary behaviour and health indicators in school-aged children and youth: An update[J]. Applied Physiology, Nutrition, and Metabolism, 2016(41): s240−s265.

童青少年的屏幕时间。这可能会导致主观测量偏差，然而一般客观工具（如ActiGraph GT9X 等）并不能提供儿童青少年的久坐行为具体是哪种久坐行为的信息。[①] 同时，基于横断面研究的结果不能推断两者的因果关系。这也是今后研究需要改进的重要方向。

由此，我们得出结论：在 8—19 岁的中国学生中，虽然屏前久坐行为与体质健康水平存在一定的负向关联，但目前的研究证据还不足以得出两者之间存在确切关联的结论。即便如此，减少儿童青少年屏前久坐行为对于减少能量摄入、增加能量消耗从而减少超重肥胖、近视问题仍然有潜在的益处，因为超重肥胖问题可能是学生耐力性体质测试成绩下降的主要原因。今后，还需要对更大样本、覆盖更多城乡区域的追踪数据进行深入探索。

第三节　屏前久坐行为与儿童青少年学业成绩的关系

一、背景与目的

在当前的社会文化环境下，良好的学业成绩对于儿童青少年发展至关重要，与他们报考好的大学和未来职业生涯的成功密切相关。[②] 以往研究表明，除了教育性因素外，屏前久坐行为与儿童青少年学业成绩呈负向关联，即屏前久坐行为越多儿童青少年的学业成绩越差。[③] 然而，这些主要是针对西方白人儿童青少年的研究结果，有关中国儿童青少年的研究还少有文献报告。同时，

[①]　Lubans D R, Hesketh K, Cliff D P, et al. A systematic review of the validity and reliability of sedentary behaviour measures used with children and adolescents[J]. Obesity Reviews, 2011(12): 781−799.

[②]　Wu J, Wei X D, Zhang H L, et al. Elite schools, magnet classes, and academic performances: Regression-discontinuity evidence from China[J]. China Economic Review, 2019, (55): 143−167; Zhou Y X, Zhao Z T, Li L, et al. Predictors of first-year GPA of medical students: A longitudinal study of 1285 matriculates in China[J]. BMC Medical Education, 2014(14): 87.

[③]　Esteban-Cornejo I, Martinez-Gomez D, Sallis J F, et al. Objectively measured and self-reported leisure-time sedentary behavior and academic performance in youth: The UP & DOWN study[J]. Preventive Medicine, 2015(77): 106−111; Corder K, Atkin A J, Bamber D J, et al. Revising on the run or studying on the sofa: Prospective associations between physical activity, sedentary behaviour, and exam results in British adolescents[J]. International Journel of Behavioral Nutrition and Physical Activity, 2015(12): 106; Yan H, Zhang R, Oniffrey T M, et al. Associations among screen time and unhealthy behaviors, academic performance, and well-being in Chinese adolescents[J]. International Journal of Public Health, 2017(14): 596.

前期调查结果显示，儿童青少年在学习日与双休日的屏前久坐行为存在较大差异（在双休日花的时间远远多于学习日），这一现象对学业成绩可能产生不同影响，但目前少有这方面的文献探讨。此外，以往相关研究更多的是考察看电视等传统屏前久坐行为的影响，少有测量包括手机等新型媒介的移动型屏前久坐行为的影响。相关研究文献的不足将不利于确定学习中的高风险人群和高风险影响因素，也不利于制定明确有效的干预策略。因此，本研究旨在探讨我国儿童青少年屏前久坐行为是否与学业成绩有关，学业危害的临界点在哪里，以及学习日与双休日之间是否存在差异等，以期为促进儿童青少年的学业成绩提升提供参考。

二、方　法

（一）对　象

2015年9月至2016年5月，浙江省5所学校［包括1所小学四、五年级全体学生（$n=215$），2所初中的部分学生（$n=463$），2所高中的部分学生（$n=486$）］，共1164名8—19岁学生参与了本项目研究。排除了存在年龄或性别变量缺失（$n=26$）、缺少知情同意书（$n=26$）、相关变量缺失（$n=49$）、变量异常值（$n=23$）等情况的儿童青少年后，我们最终分析了1040名学生。

（二）学业成绩测量

学业成绩评估包括四门课程：语文、数学、英语和科学。这些科目也是2015年秋季学期结束时的正式期末考试科目，因此学生会尽最大可能获取最佳成绩。为了保证不同科目间具有可比性，每门课程（原始测试成绩）取 t 分数（即 $50 + 10 \times z$ 分数），汇总为最终学业成绩值。所有课程的测试均由相关科目教师实施完成。

（三）统计分析

采用均值和标准差描述连续变量，频数和百分比描述分类变量。屏前久坐行为、学业成绩等连续变量的性别差异采用 t 检验来评估。采用线性混合效应模型探索屏前久坐行为（连续变量）与学业成绩的关联，包括固定效应（屏前久坐行为和年龄）和随机效应（学校、年级和班级）。同时，还探讨了学习日和双休日的屏前久坐行为分别对儿童青少年学业成绩的影响。双休日屏前久坐行为的三分类采用 3 时 / 天和 6 时 / 天两个时间切点。[①] 所有分析均在 IBM SPSS 22.0 (Armonk, NY, USA) 统计软件包中进行，检验水平为 $p<0.05$（双侧）。

三、结　果

结果显示，除数学和科学课程男女生的差异没有统计学意义外，女生的学业成绩（包括语文、英语和总水平）优于男生 $(p<0.01)$，如表 2–7 所示。

表 2–7　中小学学生学业成绩基本信息

变量		男生 $\bar{X}$(SD)/ 名（占比 /%）	女生 $\bar{X}$(SD)/ 名（占比 /%）	p
n		499 (47.98)	541 (52.02)	
年龄 , 岁		14.76 (2.53)	15.02 (2.50)	0.089
学业成绩 （分数）	语文	75.77 (13.54)	80.45 (12.28)	<0.001
	数学	70.67 (24.68)	70.71 (22.63)	0.984
	英语	69.88 (21.82)	80.62 (18.48)	<0.001
	科学	76.57 (32.28)	75.70 (31.70)	0.787
总体 , t 分数		191.65(38.00)	203.30(33.90)	0.001

注：男女比较分类变量采用卡方检验，连续变量采用 t 检验。

表 2–8 显示了屏前久坐行为与学生学业成绩关系的线性混合效应模型分析结果。在模型 1 中，屏前久坐行为与学生学业成绩呈负相关 $(p < 0.001)$。即使调整了年龄、学校、年级和班级后（模型 2），它们之间的关系仍有统计学意义 $(p < 0.001)$。进一步把屏前久坐行为进行划分（模型 3），双休日屏前久坐行为与男女生学业成绩呈负相关 $(p < 0.05)$。男生年龄（固定效应）在模型中也有统计学意义 $(p < 0.01)$。同时，图 2–1 显示双休日屏前久坐行为时间大于等于 6 时 / 天（以双休日屏前久坐行为小于 3 时 / 天为参考组）与男女生较低的学业成绩显著相关 $(p < 0.01)$。

---

① Tremblay M S, LeBlanc A G, Kho M E, et al. Systematic review of sedentary behaviour and health indicators in school-aged children and youth[J]. International Journal of Behavioral Nutritiion and Physical Activity, 2011(8): 98.

表2-8　屏前久坐行为与学业成绩的关系

模型（自变量）	学业成绩	
	男生，β (SE)	女生，β (SE)
模型1：		
屏前久坐行为（固定效应）	−1.12‡ (0.21)	−1.68‡ (0.31)
模型2：		
屏前久坐行为（固定效应）	−0.91‡ (0.20)	−1.36‡ (0.28)
年龄（固定效应）	−9.05† (2.81)	−2.75 (3.40)
学校、年级、班级（随机效应）	115.56 (77.66)	363.87 (186.22)
模型3：		
学习日屏前久坐行为（固定效应）	−0.95 (0.52)	−0.34 (0.79)
双休日屏前久坐行为（固定效应）	−0.87* (0.36)	−1.65‡ (0.35)
年龄（固定效应）	−9.03† (2.83)	−2.69 (3.37)
学校、年级、班级（随机效应）	116.12 (78.23)	334.32 (175.54)

注：模型1中因变量为体质健康水平或学业成绩，自变量为屏前久坐行为；模型2和模型3调整了年龄（固定效应）和学校、年级及班级（随机效应）。*: $p < 0.050$; †: $p < 0.01$; ‡: $p < 0.001$。

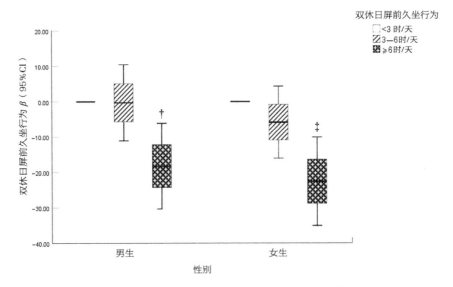

图2-1　双休日屏前久坐行为与学业成绩的关系 [1]

---

[1]　混合线性模型，因变量为学业成绩，自变量包括（固定效应）双休日屏前久坐行为（三分类）、学习日屏前久坐行为（三分类）、年龄及（随机效应）学校、年级及班级；†: $p < 0.01$; ‡: $p < 0.001$。

四、讨论与结论

结果显示，屏前久坐行为（特别是双休日）与中国 8—19 岁学生的学业成绩显著相关。因此，减少屏前久坐行为可能有助于学生取得较好的学业成绩。这一结果不仅弥补了国内相关研究的不足，也为学校及家长干预儿童青少年屏前久坐行为提供了依据。

尽管以往研究从屏前久坐行为的总时间来预测学业成绩具有挑战性甚至相互矛盾，[①] 但普遍认为学业成绩与屏前久坐行为存在负向关系。[②] 本研究还发现，中国中小学生双休日的屏幕时间较长似乎比学习日屏幕时间较长更不利于取得好的学业成绩。此外，从统计数据来看，比起双休日屏幕时间少于 3 时 / 天的学生，超过 6 时 / 天的学生学习成绩较差（大概低 10%）。尽管一项关于日本儿童的研究也表明双休日屏幕时间短与其自我报告的良好学业成绩有关，[③] 但仍然需要更多的高质量研究来验证这一关系。

以往研究显示，对于取得良好的学业成绩投入足够多的学习时间是必不可少的。[④] 因此，过多的屏前久坐行为可能取代了学习型（久坐）行为，从而导致较差的学业成绩。这已经被许多探讨屏前久坐行为与儿童青少年学业成绩关

①　Hunter S, Leatherdale S T, Carson V. The 3-year longitudinal impact of sedentary behavior on the academic achievement of secondary school students[J]. Journal of School Health, 2018(88): 660−668; Maher C, Lewis L, Katzmarzyk P T, et al. The associations between physical activity, sedentary behaviour and academic performance[J]. Journal of Science and Medicine in Sport, 2016(19): 1004−1009.

②　Faught E L, Qian W, Carson V L, et al. The longitudinal impact of diet, physical activity, sleep, and screen time on Canadian adolescents' academic achievement: An analysis from the COMPASS study[J]. Preventive Medicine, 2019(125): 24−31; Esteban-Cornejo I, Martinez-Gomez D, Sallis J F, et al. Objectively measured and self-reported leisure-time sedentary behavior and academic performance in youth: The UP & DOWN study[J]. Preventive Medicine, 2015(77): 106−111; Corder K, Atkin A J, Bamber D J, et al. Revising on the run or studying on the sofa: Prospective associations between physical activity, sedentary behaviour, and exam results in British adolescents[J]. International Journal of Behavioral Nutrition and Physical Activity, 2015(12): 106.

③　Kohyama J. Self-reported academic performance and lifestyle habits of school children in Japan[J]. International Journal of Child Health and Nutrition, 2017(6): 90−97.

④　Chickering A W, Gamson Z F. Development and adaptations of the seven principles for good practice in undergraduate education[J]. New Directions for Teaching and Learning, 1999(80): 75−81.

系的研究观察到。[1] 例如，经常看电视的孩子（>2 时 / 天）做家庭作业、学习或阅读的时间更少。[2] 而在双休日，学生拥有更多的可支配时间用来自由活动或学习。对于大多数学生来说，他们选择如何度过双休日（坐在屏幕前休闲娱乐还是在书桌前学习），将是决定学业成绩的一个关键因素。

本研究显示，学生随着年龄增大，学业成绩呈下降趋势，其中男生更为明显（在模型中有统计学意义）。因此，在我国现有教育体制机制下，随着年级上升学业成绩评价可能更加不利于男生，存在潜在的性别不公平问题。今后可能需要进一步改进学科类教学及其评价内容与方法，以尽可能地消除性别间不公平等问题。

本研究的不足之处主要在于使用了不同的量表或试卷来衡量不同学校和年级学生的学业成绩。但是为了尽可能地减少潜在的偏倚，在统计分析中，我们使用了标准化数据，并把学校、年级、班级等变量作为随机效应变量纳入模型。这种混合效应模型通常被认为是处理数据聚类问题的一种很好的统计工具。同时，本研究没有纳入低年级小学生（1—3 年级）和学龄前儿童。这是由于这一人群的认知能力有限，难以依据问卷自我报告相关信息，需要父母或监护人代答，在调查方式方面存在差异。在后续"影响因素"的研究中将弥补这一不足。

由此，我们得出结论：在 8—19 岁的中国儿童青少年中，过多的屏前久坐行为，特别是在双休日（≥6 时 / 天）是导致学业成绩较差的重要因素。在未来的研究中，应进一步探讨屏前久坐行为与学业成绩的纵向关系以及屏前久坐行为的潜在有效干预靶点。

---

[1] Faught E L, Qian W, Carson V L, et al. The longitudinal impact of diet, physical activity, sleep, and screen time on Canadian adolescents' academic achievement: An analysis from the COMPASS study[J]. Preventive Medicine, 2019(125): 24–31; Garcia-Hermoso A, Marina R. Relationship of weight status, physical activity and screen time with academic achievement in adolescents[J]. Obesity Research & Clinical Practice, 2017(11): 44–50; Poulain T, Peschel T, Vogel M, et al. Cross 1501 sectional and longitudinal associations of screen time and physical activity with school performance at different types of secondary school[J]. BMC Public Health, 2018(18): 563.

[2] Tremblay M S, LeBlanc A G, Kho M E, et al. Systematic review of sedentary behaviour and health indicators in school-aged children and youth[J]. International Journal of Behavioral Nutrition and Physical Activity, 2011(8): 98.

第三章

儿童青少年屏前久坐行为的影响因素

确定屏前久坐行为的相关因素特别是其中的可改变影响因素是制定相关干预方案、实施有效干预的前提与基础。本章主要基于横断面调查和追踪调查两类数据，较为系统、深入地探讨学龄前儿童、学龄期儿童青少年屏前久坐行为的可变影响因素，为后续设计干预方案、实施干预提供参考。研究一：对浙江省平湖市四所幼儿园1546名儿童的横断面调查研究显示：学前儿童年龄越大、屏幕可及性较好、屏前进食次数较多、父母屏前久坐行为时间较长、屏前行为规则不明确等是其屏前久坐行为时间超过1时/天的危险因素；同时，父亲屏前久坐行为与学龄前儿童屏前久坐行为的关系似乎独立于母亲屏前久坐行为等因素，且存在"剂量—效应"关系。研究二：对两轮横断面调查数据的探索结果显示：超过40%的学龄前儿童的屏前久坐行为时间超过推荐标准（≤1时/天），而2021年较之2019年超标人数有所下降，从43.9%下降到36.9%，这可能是由于我国实施的强有力的近视综合防治策略产生了积极作用；此外，主要照护人为祖父母或外祖父母是影响学龄前儿童屏前久坐行为的危险因素。因此，要重视非父母照护人的健康素养提升与行为习惯养成。研究三：对追踪数据的研究显示：父母的不良行为是学龄前儿童屏前久坐行为的重要决定因素，母亲屏前久坐行为与学龄前儿童屏前久坐行为之间存在单向因果关系；学龄前儿童屏前久坐行为具有较强惯性，而学龄前儿童屏前久坐行为与屏幕可及性之间可能属于互为因果的关系。研究四：对1164名8—19岁中小学生的相关信息进行研究，结果显示：屏幕可及性、学生接触屏幕时父母不在场、卧室放置电视机与学生屏前久坐行为时间正相关，且随着屏幕可及性提高、屏前久坐行为增加，学生花费在手机或平板电脑上的时间也越来越多。因此，今后应进一步开发有效措施干预小型可移动电子屏幕的使用时间。

第一节　学龄前儿童屏前久坐行为的影响因素 ①

一、背景与目的

现今被称为"电子媒介的一代"的学龄前儿童成长于被各种屏幕媒介所"拥抱"的家庭及社会环境中，其初次使用电子媒介的时间呈现出一定的低龄化趋势。与他们的父母相比，孩子们在童年时期花在屏幕上的时间更多，长时间的屏幕暴露问题在学龄前儿童中普遍存在。② 来自 38 个国家的数据显示，60%—93% 的儿童青少年每天屏幕暴露时间超过 2 小时。③ 我国学龄前儿童中存在屏前久坐行为问题的占比也较高并呈不断上升的趋势。④ 同时，我国儿童青少年近视发生率居高不下，⑤ 这可能与视近环境如教育、屏幕暴露时间持续增加等密切相关。学龄前期视近环境（如近距离观看电子屏幕）和儿童不良行为习惯对其视力甚至健康会造成不可逆的伤害。⑥ 因未到学龄期，非教育因素可能是学龄前儿童视力下降的主要危险因素。此外，长时间观看电视、电脑、手机屏幕等，不

① 本节主要结果已发表在《BMC 儿科》；作者：汪馨垚、吴燕、姚春花、吴湘婷、阮于倩、叶孙岳。

② Robbins J M,Weber J L, Redwine K M, et al. Physical activity, screen time and pediatric health-related quality of life in the Mississippi Delta[J]. Open Journal of Preventive Medicine, 2012, 2(1): 105–111. 赵瑾，章依文 . 屏幕暴露与儿童早期发展 [J]. 教育生物学杂志, 2019, 7(1): 1–5；滕晓雨，丁磊，邵静，等 . 山东省 4—6 岁儿童电子屏幕暴露现况及影响因素研究 [J]. 中国儿童保健杂志, 2019, 27(12): 1300–1303, 1307.

③ Tremblay M S, Barnes J D, González S A, et al. Global Matrix 2.0: Report card grades on the physical activity of children and youth comparing 38 countries[J]. Journal of Physical Activity and Health, 2016, 13(s2): 343–366.

④ Tandon P S, Zhou C, Lozano P, et al. Preschoolers' total daily screen time at home and by type of child care[J]. The Journal of Pediatrics, 2011, 158(2): 297–300; 屈潇，王晓娟，王博，等 . 学龄前儿童身体活动与执行功能的相关性研究 [J]. 中国儿童保健杂志, 2020, 28(9): 975–979; 熊雪芹，刘佳，石菡，等 . 屏幕时间与亲子关系、学龄儿童社会能力及行为问题的关系研究 [J]. 中国妇幼保健, 2019(4): 899–904.

⑤ 董彦会，刘慧彬，王政和，等 . 2005—2014 中国 7—18 岁儿童青少年近视流行状况与变化趋势 [J]. 中华预防医学杂志, 2017, 51(4): 285–289.

⑥ 邱晓云，梁淑贞，余凤慈 . 学龄前儿童近视危险因素分析及其干预措施探讨 [J]. 海南医学, 2016, 27(3): 499–501. 孙丽丽，齐丽丽，季拓 . 电子产品对学龄前及学龄初期儿童近视的相关性分析 [J]. 国际眼科杂志, 2016, 16(2): 382–385; 方慧，陈佩杰 . 国外学前儿童体力活动研究进展与述评 [J]. 体育与科学, 2016, 37(3): 34–43.

仅会影响学龄前儿童的身体健康，导致肥胖，[1]影响睡眠质量等，[2]还会增加其心理行为问题（如同伴关系、亲社会行为及自我控制等问题）的发生率。[3]因此，世界卫生组织等国际组织和美国、加拿大、澳大利亚等国家针对学龄前儿童的屏前久坐行为时间的推荐量为不超过 1 时 / 天，且越少越好。[4]

深入了解学龄前儿童屏前久坐行为的影响因素是实施有效干预的前提。以往研究显示，父母文化水平、家庭结构、家长允许或指导儿童使用屏幕的频率及时间、陪伴儿童时家长使用屏幕的频率、家长对儿童使用屏幕的态度、儿童是否携带电子设备进入卧室、儿童是否独自拥有电子设备、家长每日视屏时间、儿童最早接触屏幕的年龄、家庭屏幕可及程度等都与学龄前儿童屏前久坐行为相关。[5]然而，现有的关于学龄前儿童屏前久坐行为影响因素的研究仍然非常有限，缺乏对父亲和母亲各自作用的深入考察。本研究通过对嘉兴市平湖经济开发区 4 个幼儿园园区 1546 名 3—6 岁儿童进行调查研究，深入探讨学龄前儿童屏前久坐行为的相关因素，特别是其关键可变因素（如家庭、父母因素等），为防控儿童青少年屏前久坐行为提供了科学依据。

---

① 张越伦，张欢，王欢，等 . 屏幕时间对儿童青少年肥胖的影响研究进展 [J]. 中国学校卫生，2012, 33(11): 1403−1405; Stiglic N, Viner R M. Effects of screen time on the health and well-being of children and adolescents: A systematic review of reviews[J]. BMJ Open, 2019, 9(1): 23191.

② 董叔梅，宋沅瑾，姜艳蕊，等 . 我国 4 岁以下儿童看电视行为对睡眠质量影响的多中心研究 [J]. 中华儿科杂志，2015, 53(12): 907−912; Domingues-montanari S. Clinical and psychological effects of excessive screen time on children[J]. Journal of Paediatrics and Child Health, 2017, 53(4): 333−338.

③ Wu X, Tao S, Rutayisire E, et al. The relationship between screen time, nighttime sleep duration, and behavioural problems in preschool children in China[J]. European Child & Adolescent Psychiatry, 2017, 26(5): 541−548; Mistry K B, Minkovitz C S, Strobino D M, et al. Children's television exposure and behavioral and social outcomes at 5.5 years: Does timing of exposure matter?[J]. Pediatrics, 2007, 120(4): 762−769; Tomopoulos S, Dreyer B P, Valdez P, et al. Media content and externalizing behaviors in Latino toddlers[J]. Ambulatory Pediatrics, 2007, 7(3): 232−238; Jennifer A M, Catherine A T. Television exposure as a risk factor for aggressive behavior among 3-year-old children[J]. Archives of Pediatrics & Adolescent Medicine, 2009, 163(11): 1037−1045.

④ Media ACOCA. Virtual violence[J]. Pediatrics, 2016, 138(2): 1298; Weintraub Y, Zinger S, Chacham S, et al. Enuresis: A new comorbidity of childhood obesity?[J]. Pediatric Research, 2011, 70(S5): 404−404.

⑤ 滕晓雨，丁磊，邵静，等 . 山东省 4—6 岁儿童电子屏幕暴露现况及影响因素研究 [J]. 中国儿童保健杂志，2019, 27(12): 1300−1303, 1307; 安美静，陈天娇，马军 . 父母因素对儿童青少年视屏时间的影响及其性别差异 [J]. 中国学校卫生，2019, 40(2): 202−205.

二、方　法

（一）对　象

本研究对象为浙江省平湖市 4 所幼儿园 1546 名学龄前儿童，剔除相关样本 122 人（性别数据缺失 7 人，年龄小于 3 岁或大于等于 6 岁 68 人，学龄前儿童屏幕时间缺失 11 人，父母屏幕时间缺失 36 人）后，分析样本 1424 人，其中男生 720 名（50.6%），女生 704 名（49.4%）。

（二）问卷调查

向在园学龄前儿童的家长发放问卷，并要求由家长或监护人独立完成问卷的填写。问卷包括学龄前儿童情况、父母情况两个部分，共 25 个题项（见附录）。学龄前儿童情况调查主要包括学龄前儿童的性别、年龄、每日视屏时间、屏幕可及性、日常主要照护人、[①] 屏前进食次数等；父母情况调查主要包括父母年龄、受教育程度、每日视屏时间、亲子屏前次数、屏前行为认知、屏前行为情感、屏前行为规则等。针对屏前行为，主要有以下问题：学龄前儿童 / 父亲 / 母亲平均每天在家看电视、手机 / 平板电脑，玩电脑游戏等的屏前久坐行为时间有多长？在家里，学龄前儿童容易接触电视机、电脑、手机等屏幕吗？学龄前儿童边看电视边吃东西的次数多吗？家长与学龄前儿童一起看电视、手机或电脑等的次数多吗？针对父母对屏前行为的态度，主要有以下问题：父母认为学龄前儿童花太长时间在屏幕前；父母不喜欢学龄前儿童在屏幕前待太长时间；父母对于学龄前儿童的屏前行为时间有明确的规定，如严格控制看动画时长等。选项设置主要采用五点李克特量表法，包括"非常同意""比较同意""一般""比较不同意"和"很不同意"。为了验证屏前久坐行为测量的信度，我们对相应条目（问题）进行了重测信度分析（相隔一周，$n=36$），结果显示学龄前儿童、父亲及母亲等条目的加权 Kappa 系数分别为 0.76、0.69 和 0.72。

（三）统计分析

定性资料用百分比表示，定量资料用均值和标准差表示；分类变量组间比较采用卡方检验，连续性变量组间比较采用独立样本 t 检验。根据世界卫生组

---

① 当学龄前儿童日常由多位照护人照护时，选取最为重要、时间投入最多的照护人，即本问题为单选题。

织 2019 年发布的儿童屏前久坐行为时间标准，按照学龄前儿童屏前久坐行为时间，将其分为超过 1 时/天和不超过 1 时/天两组。以每日屏前久坐行为时间是否超过 1 小时为因变量，其他相关因素作为自变量，采用 Logistic 回归模型对学龄前儿童屏前久坐行为及其影响因素进行分析。以屏前久坐行为时间不超过 1 时/天为对照组，利用多项 Logistic 回归模型比较分析屏前久坐行为时间 1—2 时/天和超过 2 时/天的影响因素变化，使用优势比（odds ratio, OR）和 95% 置信区间（confidence interval, CI）来描述各因素对屏前久坐行为（二分类变量）的影响程度。采用单因素方差分析进行趋势性检验。检验水平 $\alpha = 0.05$（双侧），以 $p<0.05$ 作为检验有统计学意义的标准。采用 EpiData 3.1 软件进行双倍数据录入，并采用 IBM SPSS 20.0 软件进行统计分析。

三、结　果

如表 3-1 所示，1424 名学龄前儿童中屏前久坐行为时间不超过和超过 1 时/天的占比分别为 56.2% 和 43.8%；在屏前久坐行为时间超过 1 时/天的组中，男生为 314 人（50.3%），女生为 310 人（49.7%），性别差异没有统计学意义（$p>0.05$）。屏前久坐行为时间超过 1 时/天的学龄前儿童平均年龄要大于屏前久坐行为时间不超过 1 时/天组（$p<0.05$）。学龄前儿童在家中接触屏幕越容易、边看电视边吃东西的次数越多则屏前久坐行为时间越长，且差异具有统计学意义（$p<0.05$）。父母屏前久坐行为、父亲年龄及学历、亲子屏前次数、主要照护人（父母）、屏前行为情感、屏前行为规则均在学龄前儿童屏前久坐行为时间是否超过 1 时/天上具有统计学意义（$p<0.05$），而母亲年龄及学历没有统计学意义（$p<0.05$）。

表 3-1　学龄前儿童屏前久坐行为及其相关因素基本信息

变量		屏前久坐行为			p
		总体，n=1424 $\bar{X}$(SD)/ 名（占比 /%）	≤ 1 时/天，n=800 $\bar{X}$(SD)/ 名（占比 /%）	>1 时/天，n=624 $\bar{X}$(SD)/ 名（占比 /%）	
性别	男	720(50.6)	406(50.8)	314(50.3)	0.872
	女	704(49.4)	394(49.2)	310(49.7)	
年龄（岁）		4.52(0.86)	4.45(0.87)	4.60(0.84)	0.001

续表

变量	屏前久坐行为			p
	总体, $n=1424$ $\bar{X}$(SD)/ 名 （占比 /%）	≤ 1 时 / 天, $n=800$ $\bar{X}$(SD)/ 名 （占比 /%）	>1 时 / 天, $n=624$ $\bar{X}$(SD)/ 名 （占比 /%）	
屏幕可及性	3.68(1.03)	3.47(1.07)	3.95(0.91)	<0.001
屏前进食次数	2.74(1.06)	2.47(1.03)	3.09(1.00)	<0.001
父亲屏前久坐行为 (>1 时 / 天)	1080(75.8)	560(70.0)	520(83.3)	<0.001
母亲屏前久坐行为 (>1 时 / 天)	996(69.9)	515(64.4)	481(77.1)	<0.001
父亲年龄（ ≥ 40 岁）	137(9.6)	96(12.0)	41(6.6)	0.001
母亲年龄（ ≥ 40 岁）	74(5.2)	45(5.6)	29(4.6)	0.410
父亲受教育程度	1133(79.6)	621(77.6)	512(82.1)	0.040
母亲受教育程度	1098(77.1)	603(75.4)	495(79.3)	0.078
亲子屏前次数	2.67(0.90)	2.54(0.88)	2.84(0.89)	<0.001
日常主要照护人（父 母）	809(56.8)	484(60.5)	325(52.1)	0.001
屏前行为认知	1.43(0.82)	1.40(0.82)	1.48(0.82)	0.051
屏前行为情感	1.31(0.69)	1.28(0.67)	1.36(0.70)	0.014
屏前行为规则	1.63(0.82)	1.46(0.74)	1.84(0.87)	<0.001

学龄前儿童屏前久坐行为影响因素的多因素 Logistic 回归模型分析结果如表 3-2 所示。当以学龄前儿童屏前久坐行为时间是否超过 1 时 / 天为因变量，以学龄前儿童性别、年龄及父母屏前久坐行为等为自变量纳入模型时（模型 1），学龄前儿童年龄、母亲屏前久坐行为、屏前行为认知、屏前行为情感、亲子屏前次数、屏前行为规则、屏前进食次数、日常主要常照护人以及屏幕可及性在模型中有统计学意义（$p<0.05$）；而学龄前儿童性别、母亲受教育程度、母亲年龄及屏前久坐行为情感没有统计学意义（$p>0.05$）。当进一步纳入父亲受教育程度、父亲年龄后（模型 2），母亲屏前久坐行为等仍有统计学意义（$p<0.05$），且父亲年龄有统计学意义 [OR（95%CI）=2.30（1.36,3.87），$p<0.001$]。但当进一步纳入父亲屏前久坐行为后（模型 3），父亲屏前久坐行为有统计学意义 [OR（95%CI）=1.62(1.15,2.27)，$p<0.001$]，而母亲屏前久坐行为变为没有统计学意义 [OR（95%CI）=1.25(0.92,1.71)，$p>0.05$]。

　　为了进一步了解屏前久坐行为与相关因素的"剂量—效应"关系，屏前久坐行为被进一步划分为少于等于 1 时 / 天、1—2 时 / 天和超过 2 时 / 天三个等级，结果如表 3-3 所示。结果显示，在调整了相关变量之后，学龄前儿童年龄越大、父亲屏前久坐行为越长、屏前行为认知越差、屏前行为规则越不明确、屏前进食次数越多、屏幕可及性越好的学龄前儿童屏前久坐行为时间越长（$p<0.05$），而母亲屏前久坐行为时间 1—2 时 / 天组和超过 2 时 / 天组较之少于 1 时 / 天组，儿童屏前久坐行为时间超过 1 时 / 天或超过 2 时 / 天的概率没有更大（$p>0.05$）。同时，采用单因素方差分析对学龄前儿童屏前久坐行为和父亲屏前久坐行为的关系趋势进行检验，结果显示父亲屏前久坐行为与学龄前儿童屏前久坐行为的趋势性关系（OR 值变化）有统计学意义（$p<0.001$）。

表 3-2　学龄前儿童屏前久坐行为影响因素的 Logistic 回归模型

自变量	参照组	因变量：屏前久坐行为二分变量（≤1时/天或>1时/天）		
		模型 1	模型 2	模型 3
性别	女	1.03(0.82,1.30)	1.04(0.83,1.32)	1.03(0.82,1.31)
年龄	小	1.21†(1.05,1.39)	1.23†(1.07,1.41)	1.23†(1.07,1.42)
屏前行为认知	危害	1.19★(1.01,1.41)	1.19★(1.00,1.40)	1.20★(1.01,1.42)
屏前行为情感	不喜欢	0.89(0.72,1.09)	0.90(0.73,1.11)	0.91(0.74,1.12)
屏前行为规则	明确	1.65‡(1.41,1.92)	1.66‡(1.42,1.94)	1.66‡(1.42,1.94)
亲子屏前次数	少	1.25†(1.09,1.43)	1.23†(1.08,1.41)	1.22†(1.07,1.40)
屏前进食次数	少	1.58‡(1.40,1.78)	1.58‡(1.41,1.78)	1.59‡(1.41,1.79)
日常主要照护人	父母	1.39†(1.09,1.76)	1.38†(1.09,1.76)	1.38†(1.09,1.75)
屏幕可及性	差	1.35‡(1.20,1.53)	1.35‡(1.19,1.53)	1.34‡(1.19,1.52)
母亲屏前久坐行为	≤ 1 时 / 天	1.57†(1.21,2.05)·	1.56†(1.20,2.04)	1.25(0.92,1.71)
母亲受教育程度	高中及以上	0.92(0.69,1.24)	1.07(0.734,1.53)	1.10(0.77,1.59)
母亲年龄	≥ 40 岁	1.12(0.65,1.95)	0.62(0.32,1.21)	0.66(0.34,1.29)
父亲受教育程度	高中及以上		0.86(0.59,1.25)	0.88(0.61,1.28)
父亲年龄	≥ 40 岁		2.30†(1.36,3.87)	2.21†(1.31,3.74)
父亲屏前久坐行为	≤ 1 时 / 天			1.62†(1.15,2.27)

注：屏前久坐行为时间 ≤ 1 时 / 天为参照组；★：$p<0.05$，†：$p<0.01$，‡：$p<0.001$。模型 1 的自变量中纳入学龄前儿童性别，年龄，父母屏前行为认知，屏前行为情感，屏前行为规则，亲子屏前次数，屏前进食次数，日常主要照护人，屏幕可及性，母亲屏前久坐行为、受教育程度及年龄；模型 2 在模型 1 的基础上增加父亲受教育程度和年龄；在模型 3 在模型 2 的基础上增加父亲屏前久坐行为。

表 3-3 　学龄前儿童屏前久坐行为影响因素的多项 Logistic 回归模型

变量	参照	屏前久坐行为		
		≤1 时／天	1—2 时／天 OR（95%CI）	>2 时／天 OR（95%CI）
性别	女	参照	1.01(0.79,1.29)	1.06(0.74,1.52)
年龄	小	参照	1.20★(1.03,1.39)	1.40†(1.12,1.74)
父亲屏前久坐行为 1—2 时／天	≤1 时／天	参照	1.21(0.83,1.78)	3.05†(1.53,6.10)
父亲屏前久坐行为 >2 时／天	≤1 时／天	参照	1.44(0.95,2.18)	5.93‡(2.88,12.21)
母亲屏前久坐行为 1—2 时／天	≤1 时／天	参照	1.32(0.92,1.88)	0.93(0.53,1.63)
母亲屏前久坐行为 >2 时／天	≤1 时／天	参照	1.10(0.74,1.66)	1.14(0.63,2.06)
父亲受教育程度	高中及以上	参照	0.86(0.57,1.30)	0.99(0.56,1.77)
母亲受教育程度	高中及以上	参照	0.96(0.65,1.43)	1.68(0.96,2.92)
父亲年龄	≥40 岁	参照	2.16‡(1.22,3.82)	2.14(0.91,5.04)
母亲年龄	≥40 岁	参照	0.74(0.36,1.54)	0.55(0.19,1.58)
屏前行为认知	危害	参照	1.13(0.94,1.37)	1.43†(1.12,1.82)
屏前行为情感	不喜欢	参照	0.87(0.69,1.10)	0.98(0.73,1.30)
屏前行为规则	明确	参照	1.59‡(1.34,1.88)	1.97‡(1.57,2.47)
亲子屏前次数	少	参照	1.23‡(1.06,1.43)	1.22(0.99,1.50)
屏前进食次数	少	参照	1.52‡(1.34,1.73)	1.87‡(1.55,2.26)
日常照护人	父母	参照	1.37★(1.06,1.77)	1.44(0.99,2.09)
屏幕可及性	差	参照	1.22†(1.07,1.39)	1.83‡(1.48,2.27)

注：★：$p<0.05$，†：$p<0.01$，‡：$p<0.001$。模型纳入的自变量包括学龄前儿童性别、年龄、父亲屏前久坐行为 >1 时／天、父亲屏前久坐行为 >2 时／天、母亲屏前久坐行为 >1 时／天、母亲屏前久坐行为 >10 时／天、父亲受教育程度、母亲受教育程度、父亲年龄、母亲年龄、屏前行为认知、屏前行为情感、屏前行为规则、亲子屏前次数、屏前进食次数、日常主要照护人及屏幕可及性。

四、讨论与结论

本研究结果显示，学龄前儿童中屏前久坐行为时间过长的占比较大，并且与学龄前儿童年龄、父亲屏前久坐行为、父母屏前行为认知、屏前行为规则、屏前进食次数、屏幕可及性等因素密切相关，母亲相关因素似乎没有父亲相关因素重要（如年龄、受教育程度和屏前久坐行为）。因此，对学龄前儿童特别是年龄较大者的屏前久坐行为可能需要进行管控，减少父母特别是父亲自身的屏前久坐行为、提高对过长屏前久坐行为危害性的认识、降低儿童屏幕可及性等可能对于管控学龄前儿童屏前久坐行为具有重要意义。

本研究关于父母屏前久坐行为与学龄前儿童屏前久坐行为呈正相关的结果与以往相关研究一致。已有多项研究显示，父母屏前久坐行为与儿童屏前久坐行为密切相关，家长屏前久坐行为时间过长是导致儿童屏前久坐行为时间超过1时／天的危险因素[①]，父母每个学习日的看电视时间超过2小时，儿童看电视2小时以上的可能性增加2.4倍（父亲超过阈值时）和2.7倍（母亲超过阈值时）。[②] 对于移动型屏前久坐行为（如可随身携带的手机等）也有类似的结果。邢艳菲、蒋琳、马颖等研究显示，母亲使用移动设备的时间增多，儿童使用移动设备超过1小时的风险也相应增加。[③] 另有研究表明，学龄前儿童对电子媒介的使用情况容易受到家庭成员的影响，如父母、兄弟姐妹等，他们的影响可以通过多种方式发挥。[④] 父母的视屏时间与学龄前儿童视屏时间有较强相关性的原因可能是学龄前儿童会学习父母的视屏行为(如看电视、玩手机等)。社会认知理论认为，"观察学习是社会行为获得的重要方式，人通过观察他人（榜样）的行为及其结果而习得某种社会行为"。学龄前儿童可能通过观察、学习父母相关行为而养成看电视、玩手机的意识和习惯。因此，想要减少学龄前儿童屏幕时间可以从其周围的人入手，尤其要让父母意识到自己的行为对学龄前儿童的强烈示范效应。但有研究表明，部分家长似乎没有意识到（至少没有强烈意识到）他们的屏前行为已成为学龄前儿童暗中设定的标准和模仿对象。[⑤]

---

① 安美静, 陈天娇, 马军. 父母因素对儿童青少年视屏时间的影响及其性别差异 [J]. 中国学校卫生, 2019, 40(2): 202−205; 滕晓雨, 丁磊, 邵静, 等. 山东省4—6岁儿童电子屏幕暴露现况及影响因素研究 [J]. 中国儿童保健杂志, 2019, 27(12): 1300−1303, 1307.

② Jago R, Thompson J L, Sebire S J, et al. Cross-sectional associations between the screen-time of parents and young children: Differences by parent and child gender and day of the week[J]. International Journal of Behavioral Nutrition and Physical Activity, 2014, 11(1): 54.

③ 邢艳菲, 蒋琳, 马颖, 等. 学龄前儿童移动媒体设备使用与家长行为的关系 [J]. 中国妇幼保健, 2019, 34(13): 3064−3066.

④ 王信喆. 家长新媒体教育与幼儿使用现状及其关系研究 [D]. 沈阳: 沈阳师范大学, 2018.

⑤ Tandon P S, Zhou C, Lozano P, et al. Preschoolers' total daily screen time at home and by type of child care[J]. The Journal of Pediatrics, 2011, 158(2): 297−300.

滕晓雨、蒋琳、马颖等研究认为，家长允许儿童使用电子设备、屏前行为规则不明确是导致儿童平均屏前久坐行为时间超过 1 时 / 天的危险因素。家中限制看电视 / 玩手机的行为或者和学龄前儿童约定看电视 / 玩手机的规则可以减少他们总的屏前久坐行为。这些都与本研究结果相一致。然而，超过一半的父母很少或从来没有在看电视多长时间（63.9%）或玩电脑游戏多长时间上（55.5%）制定规则。[①] 具体而言，64% 的家长表示较少会为学龄前儿童制定电子媒介的使用时间规则，19% 的家长表示几乎不会为学龄前儿童制定相关规则。[②] 同时，权威型的父母教养方式会导致学龄前儿童屏前行为减少，而忽视型的父母教养方式会导致学龄前儿童屏前行为增多。[③] 此外，在为学龄前儿童制定的电子媒介使用规则中，家长最常制定的是使用时间规则，之后是内容选择，较少制定使用方式方面的规则。因此，明确的屏前行为规则、合适的教养方式以及更为丰富的规则内涵对减少学龄前儿童屏前久坐行为及其不良影响具有积极意义。

父亲和母亲对学龄前儿童的作用似乎并不完全相同，在本调查样本中，父亲的屏前久坐行为可能对学龄前儿童的屏前久坐行为影响更大。当把父亲和母亲分别作为独立指标同时纳入模型之后，母亲屏前久坐行为与学龄前儿童屏前久坐行为的关系没有统计学意义，而父亲屏前久坐行为时间超过 2 时 / 天时，学龄前儿童屏前久坐行为时间超过 2 时 / 天的概率是父亲屏前久坐行为时间少于等于 1 时 / 天时的 5.93 倍。这可能是由于父亲相对于母亲往往更擅于使用电子媒介，对电子媒介有较多了解且接触电子媒介的机会也更多，对学龄前儿童屏前行为的潜在榜样作用也就更大。从我们现有掌握的文献资料来看，未见有其他相关研究报道这一类似结果。因此，父亲屏前久坐行为及其相关认知和行为可能是今后研究学龄前儿童屏前久坐行为及其相关行为干预的关键靶点。

然而，父亲在学龄前儿童的教养中常常处于缺失状态。以往研究结果显示，父子或父女交往少于母子或母女交往，普遍存在父亲在孩子心中形象模

① Pavelka J, Husarova D, Sevcikova A, et al. Country, age, and gender differences in the prevalence of screen-based behaviour and family-related factors among school-aged children[J]. Acta Gymnica, 2016, 46(3): 1−9.

② 王兴华，王卉，刘聪. 数字时代的家庭媒介生态及其与幼儿屏幕时间的关系 [J]. 幼儿教育，2019(33): 47−50.

③ Geest K E V D, Mérelle S Y M, Rodenburg G, et al. Cross-sectional associations between maternal parenting styles, physical activity and screen sedentary time in children[J]. BMC Public Health, 2017, 17(1): 753.

糊，家庭教育观念未能与时俱进，家庭对父亲的独特教育意义认识浅薄，教养方式不够科学，家教知识水平有限等现象。[①]"父教缺位"现象广泛存在，[②]建议及早扭转这一局面。一方面，父亲在学龄前儿童成长发育、社会化过程中扮演着越来越重要的角色。相关研究认为，父亲与学龄前儿童做游戏的作用不能被母亲代替。[③]另一方面，母亲在教养学龄前儿童方面，扮演着多重角色，容易引起角色冲突，不仅影响生活及工作，而且影响对学龄前儿童的教养。[④]因此，提高父亲在子女家庭教育中的参与度应该成为我国家庭教育的重要内容或主要趋势。父亲有必要抓住不同时机、通过多种方式参与学龄前儿童屏前久坐行为的教育，可以直接在现实生活情景中加以引导，也可以在游戏中进行教育；可以采用教导（惩罚和角色示范）的方式，也可以使用可接近性（陪同孩子参加活动）的方式，[⑤]增加与学龄前儿童互动的频次和时间，发展其思维能力和动手能力，防止学龄前儿童深陷在电子产品中。

此外，父亲年龄超过 40 岁是学龄前儿童屏前久坐行为时间超过 1 时 / 天的保护因素。因此，不同年龄的父亲在学龄前儿童屏前久坐行为方面的影响可能存在差异。这一方面，可能是由于年龄较大的父亲身心更为成熟，更明白过度的屏幕暴露对学龄前儿童的危害并限制其使用电子设备，在管控学龄前儿童的屏前久坐行为方面也具有更好的能力。另一方面，可能是年龄较大的父亲工作更为繁忙，陪伴孩子的时间不多，起到的负面作用更少。有研究发现 39 岁以上的父亲在参与教养方面略少于不到 39 岁的父亲。[⑥]本研究结果还显示，家庭屏幕可及性越好学龄前儿童屏前久坐行为时间也越长，家庭屏幕可及性好（较容易或很容易接触）的学龄前儿童视屏时间超过 2 时 / 天的概率是不超过 2 时 / 天的 1.83 倍。这表明学龄前儿童屏幕可及性差会使其被动减少屏前行为，因此家长可采取措施增加学龄前儿童接触电子产品的难度，使学龄前儿童不容易接

① 邹扬. 上海市父亲参与孩子早期教育的现状及问题研究 [D]. 上海：华东师范大学，2006.

② 梁旭辉. 父亲参与教养与 3—5 岁幼儿情绪调节策略的关系研究 [D]. 石家庄：河北师范大学，2020; 张树丽. 儿童视角下父亲在幼儿教养中的理想角色研究 [D]. 安庆：安庆师范大学，2020.

③ Catherine S T. Conceptualizing fathers' roles: Playmates and more[J]. Human Development, 2004, 47(4): 220-227.

④ 郭静. 父亲参与幼儿教养的现状及建议 [D]. 石家庄：河北师范大学，2015.

⑤ Sussman M B. Another perspective on the trials and triumphs in the transition to parenthood[J]. Marriage & Family Review, 1988, 12(3): 7-10.

⑥ 郭静. 父亲参与幼儿教养的现状及建议 [D]. 石家庄：河北师范大学，2015.

触到电子产品，同时多开展其他非屏前型亲子活动，疏堵结合，减少学龄前儿童屏前久坐行为。这一结果与以往研究也基本一致。[①]

本研究有较多优点，例如，基于多所幼儿园的较大样本量，系统考察了学龄前儿童屏前久坐行为的影响因素，特别是父母因素的独立影响，其中父亲角色在学龄前儿童屏前久坐行为中的重要作用在以往研究中鲜见。诚然，本研究也存在不足之处。第一，本研究的数据来源于问卷调查，可能存在主观偏倚。虽然摄像机和电子设备等能较为客观地记录学龄前儿童的屏前久坐行为，但由于设备昂贵、数据搜集相对复杂，难以应用于大规模样本调查。第二，虽然本研究考察的是屏前久坐行为的影响因素，但在社会文化较为相似的地区这些变量间的相互关系可能趋于基本一致，而且本研究样本处于城乡接合区域，兼具城镇与乡村双重特性，且样本仅来自平湖市某四所幼儿园，结论外推需慎重。

由此，本研究得出结论：父母（特别是父亲）屏前久坐行为、屏前行为规则以及屏幕可及性等是学龄前儿童屏前久坐行为的重要影响因素，并存在一定的"剂量—效应"关系。因此，父亲屏前久坐行为可能是学龄前儿童屏前久坐行为干预的新的重要靶点。今后，还需要其他研究及前瞻性或干预性研究的进一步验证。

第二节　父母榜样与隔代教养：基于两轮横断面数据分析[②]

一、背景与目的

随着信息技术的发展，儿童青少年花了相当多的时间在屏幕上（例如，电视、平板电脑和手机等）。[③]长时间暴露在屏幕前的儿童青少年，可能由于身体活动不足、久坐行为增加和不健康的饮食习惯导致能量消耗不平衡，面临超

① Anna S, Marjory K, Pieter J J S, et al. Television, sleep, outdoor play and BMI in young children: The gecko drenthe cohort[J]. European Journal of Pediatrics, 2015, 174(5): 631−639.

② 本节内容的英文摘要以 Poster 的形式于 2022 年 5 月 18—22 日在美国凤凰城 ISBNPA 年会上进行了墙报交流；作者：叶孙岳、曾楠。

③ Fang K H, Mu M, Liu K, et al. Screen time and childhood overweight/obesity: A systematic review and meta-analysis[J]. Child Care Health and Development, 2019, 45(5): 744−753.

重肥胖的风险。[①] 此外，儿童青少年的慢性健康状况可能也与屏前久坐行为时间过长有关，如睡眠不良、高血压、低密度脂蛋白增加、视力受损、骨密度降低、认知迟缓和语言能力差等。[②] 虽然学龄前阶段是儿童健康相关行为发展的基础，[③] 且较少的屏前久坐行为与诸多健康益处相关，[④] 但是在学龄前儿童中却仍广泛存在屏前久坐行为（特别是娱乐型）。[⑤] 因此，我们必须齐心协力预防和扭转久坐不动的生活方式（包括屏前久坐行为）。

尽管其他国家的研究表明，大多数学龄前儿童没有听取每天屏前久坐行为时间不超过 1 小时的建议[⑥]，但关于中国学龄前儿童屏前久坐行为流行情况的证据比较有限。同时，与西方国家相比，许多中国人生活在多代同堂的家庭。父母为了寻求更好的职业发展，学龄前儿童常由祖父母或外祖父母教养（至少从投入的时间方面看是如此）。[⑦] 因此，基于西方学龄前儿童的屏前久坐行为相关结论可能无法直接推广到相同年龄但成长环境和生活方式不同的中国儿童。久坐行为在儿童早期就会形成，并随着时间的推移一直持续到成年晚期。[⑧] 因此，了解学龄前儿童屏前久坐行为的流行率和相关因素在幼儿期很重要，因为这是

① Zimmerman F J, Bell J F. Associations of television content type and obesity in children[J]. Amercian Journal of Public Health, 2010, 100(2): 334−340.

② Lissak G. Adverse physiological and psychological effects of screen time on children and adolescents: Literature review and case study[J]. Environmental Research, 2018(164): 149−157; Sivanesan H, Vanderloo L M, Keown-Stoneman C D G, et al. The association between screen time and cardiometabolic risk in young children[J]. International Journal of Behavioral Nutrition and Physical Activity, 2020 (17): 41; Mougharbel F, Goldfield G S. Psychological correlates of sedentary screen time behaviour among children and adolescents: A narrative review[J]. Current Obesity Reports, 2020, 9(4): 493−511; Foreman J, Salim A T, Praveen A, et al. Association between digital smart device use and myopia: A systematic review and meta-analysis[J]. The Lancet Digital Health, 2021, 3(12): e806−e818.

③ Hinkley T, Salmon J, Okely A D, et al. Preschoolers' physical activity, screen time, and compliance with recommendations[J]. Medicine & Science in Sport & Exercise, 2012, 44(3): 458−465.

④ Tremblay M S, Warburton D E, Janssen I, et al. New Canadian physical activity guidelines[J]. Applied Physiology, Nutrition, and Metabolism, 2011, 36(1): 36−46, 47−58.

⑤ Ansari M T. WHO guidelines on physical activity, sedentary behaviour and sleep for children under 5 years of age[R]. Geneva: World Health Organization, 2019.

⑥ Berglind D, Tynelius P. Objectively measured physical activity patterns, sedentary time and parent−reported screen−time across the day in four−year−old Swedish children[J]. BMC Public Health, 2017, 18(1): 1−9; 滕晓雨，丁磊，邵静，等. 山东省 4—6 岁儿童电子屏幕暴露现况及影响因素研究 [J]. 中国儿童保健杂志，2019, 27(12): 1300−1303, 1307.

⑦ Burnette D, Sun J, Sun F. A comparative review of grandparent care of children in the U.S. and China[J]. Ageing International, 2013, 38(1): 43−57.

⑧ Jones R A, Hinkley T, Okely A D, et al. Tracking physical activity and sedentary behavior in childhood: A systematic review[J]. American Journal of Preventive Medicine, 2013, 44(6): 651.

一个培养积极活跃的生活方式的关键时期。为了形成科学的教育措施，本研究的目的主要为：（1）调查学龄前儿童屏前久坐行为达到及超过建议标准的流行情况；（2）基于两次横断面调查数据确定超标情况的家庭层面相关因素。

二、方　法

（一）对　象

本研究采样分 2019 年 9 月和 2021 年 10 月两次进行。通过带班教师线上交流与组织的形式招募了嘉兴某四所幼儿园 2594 名学龄前儿童的家长或监护人作为调查对象，其中 431 名分别在其孩子处于小班和大班时接受了一次调查。所有学龄前儿童的家长或监护人在学校老师的指导下，通过纸质问卷或"问卷星"进行回答。所有参与调查的家长或监护人都签署了知情同意书，研究方案得到了嘉兴学院附属第一医院伦理委员会的批准。

（二）变量测量

人口统计和人体测量学：通过问卷收集每个家庭的信息（父亲或母亲自我报告）。对于学龄前儿童，我们收集了以下数据：出生日期、性别、身高、体重和主要照护人（父母或祖父母/外祖父母）。对于父母，收集的数据包括年龄、性别和受教育程度。

屏前久坐行为：采用本研究前期编制的有效问卷，[①] 对学龄前儿童及其家长的屏前久坐行为进行测量，包括以下问题：学龄前儿童/父亲/母亲通常会花多长时间在以下活动上：看电视，使用平板电脑或手机。每个问题有五个选项：（1）每天少于 30 分钟；（2）每天 30—60 分钟；（3）每天 1—2 小时；（4）每天 2—3 小时；（5）每天超过 3 小时。学龄前儿童、父亲和母亲屏前久坐行为问题的加权 Kappa 系数分别为 0.76、0.69 和 0.72。

屏前久坐行为的相关因素：本研究评估了可能影响学龄前儿童屏前久坐行为的家庭因素，包括以下几个：（1）屏幕可及性（如学龄前儿童在家里使用或查看屏幕设备——电视、平板电脑或手机等相当容易或方便）；（2）父母对学龄前儿童屏前久坐行为的看法（如父母认为孩子花太长时间在屏前行为方面，每

---

① Ye S, Chen L, Wang Q, et al. Correlates of screen time among 8-19-year-old students in China[J]. BMC Public Health, 2018, 18(1): 467.

天看电视等时间太长不利于健康）；（3）家庭对学龄前儿童屏前久坐行为的规定（如父母对屏前久坐行为有明确规定，严格控制看动画片的时间）。本研究采用李克特五点量表（"非常同意""比较同意""一般""比较不同意"和"很不同意"）收集上述信息。

（三）统计分析

本研究从数据收集年份、学龄前儿童性别、主要照护人、父母受教育程度等不同类别描述了学龄前儿童每天屏前久坐行为时间超标的流行情况。对分类变量、连续变量分别采用卡方检验和 t 检验进行组间比较。基于两次横断面数据，应用广义估计方程（generalized estimation equation, GEE）探讨影响屏前久坐行为时间超出相关建议标准的因素。所有潜在相关因素均纳入 GEE 分析。同时，开展了相关因素之间的潜在交互作用和敏感性分析。由于存在交互作用，本研究基于不同的父母屏前久坐行为和主要照护人，对影响学龄前儿童屏前久坐行为水平的相关因素也进行了考察。采用 IBM SPSS 26.0 和 Stata SE 12.0（加权 Kappa 检验）进行统计分析。

三、结　果

剔除缺失数据的样本（主要照护人数据缺失 $n=421$，父母相关因素、屏幕可及性或学龄前儿童年龄等数据缺失 $n=81$）之后，2092 名 36—72 月龄儿童家长或监护人的调查数据纳入了最终分析。总体上看，40.44% 的学龄前儿童屏前久坐行为超过推荐标准（见表3-4）。比起 2021 年，2019 年超标人数更多（ $x^2 = 10.51$, $p = 0.001$ ）。比起达标者，屏前久坐行为时间超过 1 时/天的学龄前儿童体重更重（ $x^2 = -2.16$, $p = 0.031$ ），由祖父母或外祖父母照料的比重更大（ $x^2 = 16.63$, $p < 0.001$ ），更容易接触到屏幕（ $x^2 = 132.82$, $p < 0.001$ ），父母对屏前久坐行为的认知更差（ $x^2 = 14.57$, $p = 0.001$ ），家庭屏前行为规则更少（ $x^2 = 90.19$, $p < 0.001$ ），及父母屏前久坐行为时间更长（父亲： $x^2 = 94.71$, $p < 0.001$ ；

母亲：$\chi^2 = 100.80, p < 0.001$）。

表 3-4　学龄前儿童两轮调查基本信息

变量		屏前久坐行为		χ^2/t	p
		≤ 1 时/天，$n=1246$	>1 时/天，$n=846$		
数据收集的年份	2019	589(56.1)	461(43.9)	10.51	0.001
	2021	657(63.1)	385(36.9)		
学龄前儿童性别	男	629(58.4)	448(41.6)	1.23	0.267
	女	617(60.8)	398(39.2)		
学龄前儿童年龄（岁）		4.77(0.76)	4.81(0.79)	−0.98	0.329
学龄前儿童身高（厘米）		106.66(15.76)	107.96(13.47)	−1.95	0.052
学龄前儿童体重(千克)		20.25(6.85)	20.90(6.66)	−2.16	0.031
学龄前儿童主要照护人	父母	689(63.8)	391(36.2)	16.63	<0.001
	祖父母 / 外祖父母	557(55.0)	455(45.0)		
父亲受教育程度	初中及以下	275(62.1)	168(37.9)	1.76	0.414
	高中	421(59.6)	285(40.4)		
	大专及以上	550(58.3)	393(41.7)		
母亲受教育程度	初中及以下	320(62.1)	195(37.9)	1.95	0.377
	高中	383(59.1)	265(40.9)		
	大专及以上	543(58.4)	386(41.6)		
屏幕可及性	容易	568(49.4)	581(50.6)	132.82	<0.001
	一般	445(66.8)	221(33.2)		
	困难	233(84.1)	44(15.9)		
父母对屏前久坐行为的认知（有害）	同意	969(61.9)	597(38.1)	14.57	0.001
	不同意	181(51.4)	171(48.6)		
	非常不同意	96(55.2)	78(44.8)		
家庭屏前久坐行为规则（明确）	同意	882(66.4)	447(33.6)	90.19	<0.001
	不同意	257(53.9)	220(46.1)		
	非常不同意	107(37.4)	179(62.6)		
父亲屏前久坐行为 (n/%)	≤ 1 时/天	452(74.7)	153(25.3)	94.71	<0.001
	1—2 时/天	386(58.7)	272(41.3)	94.71	<0.001
	>2 时/天	408(49.2)	421(50.8)		

续表

变量		屏前久坐行为		χ²/t	p
		≤1时/天，n=1246	>1时/天，n=846		
母亲屏前久坐行为 (n/%)	≤1时/天	549(73.0)	203(27.0)		
	1—2时/天	394(56.6)	302(43.4)	100.80	<0.001
	>2时/天	303(47.0)	341(53.0)		

在交互作用模型中，屏幕可及性、家庭屏前久坐行为规则、父亲屏前久坐行为、母亲屏前久坐行为与学龄前儿童屏前久坐行为时间超标相关（见表3-5）。主要照护人与母亲屏前久坐行为以及学龄前儿童年龄存在交互作用（$p<0.005$）。值得注意的是，最终模型中，在数据收集年份、学龄前儿童性别和年龄、主要照护人、父母受教育程度及父母对学龄前儿童屏前久坐行为的认知等因素中没有观察到有统计学意义的Beta系数。然而，在非交互作用模型中，主要照护人与学龄前儿童屏前久坐行为显著相关（Beta = 0.28，SE = 0.10，Wald χ^2 = 7.78，p = 0.005）。

表3-5　学龄前儿童屏前久坐行为超标的相关因素分析结果

自变量		屏前久坐行为 (>1时/天 vs. ≤1时/天)			
		Beta	SE	Wald χ^2	p
数据收集的年份	2019	Ref.			
	2021	−0.05	0.10	0.22	0.637
学龄前儿童性别	男	Ref.			
	女	−0.14	0.10	1.88	0.170
学龄前儿童年龄		−0.05	0.09	0.25	0.616
父亲受教育程度	初中及以下	Ref.			
	高中	−0.05	0.16	0.08	0.774
	大专及以上	0.00	0.17	0.00	0.982
母亲受教育程度	初中及以下	Ref.			
	高中	0.00	0.16	0.00	0.977
	大专及以上	−0.18	0.17	1.13	0.287
屏幕可及性	容易	Ref.			
	一般	0.85	0.19	19.38	<0.001
	困难	1.53	0.18	69.00	<0.001

续表

自变量		屏前久坐行为 (>1 时/天 vs. ≤ 1 时/天)			
		Beta	SE	Wald χ^2	p
父母对屏前久坐行为认知（有害）	同意	Ref.			
	不同意	0.01	0.22	0.00	0.950
	非常不同意	−0.20	0.20	0.97	0.324
家庭对屏前久坐行为规则（明确）	同意	Ref.			
	不同意	−0.60	0.17	12.79	<0.001
	非常不同意	−1.00	0.15	42.39	<0.001
父亲屏前久坐行为	≤ 1 时/天	Ref.			
	1—2 时/天	0.46	0.15	9.11	0.003
	>2 时/天	0.67	0.17	16.60	<0.001
母亲屏前久坐行为	≤ 1 时/天	Ref.			
	1—2 时/天	0.53	0.18	8.32	0.004
	>2 时/天	0.93	0.20	22.23	<0.001
学龄前儿童主要照护人	父母	Ref.			
	祖父母/外祖父母	−0.76	0.64	1.41	0.235
主要照护人 × 母亲屏前久坐行为	主要照护人 × ≤ 1 时/天	Ref.			
	主要照护人 × 1—2 时/天	−0.15	0.24	0.37	0.541
	主要照护人 × >2 时/天	−0.52	0.24	4.54	0.033
主要照护人 × 学龄前儿童年龄	主要照护人 × 小	Ref.			
	主要照护人 × 大	0.26	0.12	4.47	0.034

注：所有的自变量及交互作用项都同时纳入一个广义估计方程中进行分析。

　　表 3-6 显示了基于主要照护人分层的学龄前儿童年龄、母亲屏前久坐行为与学龄前儿童屏前久坐行为的亚组分析结果。在主要照护人为父母的组中，母亲屏前久坐行为与学龄前儿童屏前久坐行为的关系有统计学意义，而学龄前儿童屏前久坐行为与儿童年龄的相关性不显著。在主要照护人为祖父母或外祖父母的组中，尽管哑变量母亲屏前久坐行为与学龄前儿童屏前久坐行为值之间没有显著关联，但学龄前儿童年龄、哑变量母亲屏前久坐行为与学龄前儿童屏前久坐行为的关系有统计学意义。敏感性分析结果显示，纳入和排除样本数据的结果之间没有显著差异（数据未显示）。

表 3-6　基于不同主要照护人的学龄前儿童屏前久坐行为相关因素亚组分析

变量			学龄前儿童屏前久坐行为 (>1 时 / 天 vs. ≤1 时 / 天)			
			Beta	SE	Wald χ^2	p
父母照料组：	学龄前儿童年龄	大 vs. 小	−0.09	0.10	0.817	0.366
	母亲屏前久坐行为	1—2 时 / 天 vs. ≤1 时 / 天	0.51	0.20	6.67	0.010
		>2 时 / 天 vs. ≤1 时 / 天	0.92	0.22	17.69	<0.001
祖父母 / 外祖父母照料组：	学龄前儿童年龄	大 vs. 小	0.25	0.09	7.86	0.005
	母亲屏前久坐行为	1—2 时 / 天 vs. ≤1 时 / 天	0.42	0.20	4.15	0.042
		>2 时 / 天 vs. ≤1 时 / 天	0.41	0.24	2.91	0.088

注：广义估计方程中的所有回归系数都已经调整了学龄前儿童性别、父母受教育程度、数据收集年份、屏幕可及性、父母对屏前久坐行为的认知、家庭屏前久坐行为规则及父亲屏前久坐行为。

四、讨论与结论

基于两轮横断面数据的研究表明，屏幕可及性、家庭屏前久坐行为规则和父母屏前久坐行为与学龄前儿童屏前久坐行为时间超过 1 时 / 天独立相关。同时，日常由祖父母或外祖父母（较之父母）照顾的学龄前儿童更有可能超过临界值。这一发现表明，更多地关注主要照护人的屏前久坐行为可能至关重要，特别是对由祖父母或外祖父母照顾的学龄前儿童来说。

与之前的研究结论一致，[1] 我们发现父母屏前久坐行为、家庭屏前久坐行为规则、屏幕可及性与学龄前儿童屏前久坐行为独立相关。之前的系统回顾和实验研究表明，父母的屏前行为（父母的榜样作用）、媒体环境与学龄前儿童屏前久坐行为密切相关。因此，根据横断面和纵向研究结果，减少父母屏前久坐

---

[1] Goncalves W S F, Byrne R, Viana M T, et al. Parental influences on screen time and weight status among preschool children from Brazil: A cross-sectional study[J]. International of Journal of Behavioral Nutrition and Physical Activity, 2019, 16(1): 27; Downing K L, Hinkley T, Hesketh K D. Associations of parental rules and socioeconomic position with preschool children's sedentary behaviour and screen time[J]. Journal of Physical Activity and Health, 2015, 12(4): 515–521; Määttä S, Kaukonen R, Vepsäläinen H, et al. The mediating role of the home environment in relation to parental educational level and preschool children's screen time: A cross-sectional study[J]. BMC Public Health, 2017, 17(1): 688.

行为可减少学龄前儿童的屏前久坐行为。[①] 家庭屏前久坐行为规则通常与学龄前儿童的屏前久坐行为相关。[②] 在我们的研究中发现，父母屏前久坐行为时间过长（＞2时/天）、屏幕可及性高和家庭屏前久坐行为规则不明确的占比较大，分别为 39.63%（父亲）、30.78%（母亲），54.92% 和 36.47%。这表明，家长减少屏前久坐行为时间、降低家用屏幕的可及性、制定严格的家庭屏前久坐行为规则是促进学龄前儿童减少屏前久坐行为的必要措施。此外，这对于那些由祖父母或外祖父母照顾的学龄前儿童来说可能更为重要，因为他们在屏前久坐行为规则方面可能会比较宽容。

我们的结果还表明，主要照护人为祖父母或外祖父母与学龄前儿童屏前久坐行为时间过长呈正相关。随着近几十年来中国祖父母或外祖父母成为学龄前儿童的主要照护人，[③] 祖父母或外祖父母对其的早期发展起着重要作用。然而，有限的证据表明，祖父母或外祖父母作为主要照护人或与其同住是学龄前儿童过多屏前久坐行为的一个重要风险因素。这可能是因为他们对学龄前儿童观看屏幕较为宽容，祖父母或外祖父母和父母在家庭屏前久坐行为规则方面存在分歧。[④] 尽管祖父母或外祖父母参与照顾学龄前儿童有诸多益处，如可减轻经济负担或减少父母的压力等，[⑤] 但我们也要全面审视其潜在的危害，探讨减少消极影响的诸多可能策略。在本研究中，祖父母或外祖父母照顾的学龄前儿童比父

[①] Xu H L, Wen L M, Rissel C. Associations of parental influences with physical activity and screen time among young children: A systematic review[J]. Journal of Obesity, 2015(5): 1–23; Bernard J Y, Padmapriya N, Chen B Z, et al. Predictors of screen viewing time in young Singaporean children: The GUSTO cohort[J]. International Journal of Behavioral Nutrition and Physical Activity, 2017(14): 112.

[②] Miguel-Berges M L, Santaliestra-Pasias A M, Mouratidou T, et al. Parental perceptions, attitudes and knowledge on European preschool children's total screen time: The ToyBox-study[J]. European Journal of Public Health, 2020, 30(1): 105–111.

[③] Zhang J, Cai Z Y, Peng H M, et al. Early childhood care trends and associations with child health well-being in China: Evidence from the CHNS 1991 to 2011 data[J]. Applied Research in Quality of Life, 2021(1): 1–19.

[④] Eli K, Howell K, Fisher P A, et al. A question of balance: Explaining differences between parental and grandparental perspectives on preschoolers' feeding and physical activity[J]. Social Science & Medicine, 2016(154): 28–35; 章景丽, 苏亭娟, 左笑宇, 等. 家庭环境对学龄前儿童电子产品使用影响[J]. 中国公共卫生, 2018, 34(1): 49–52; Xie H, Ainsworth A, Caldwell L. Grandparent(s) coresidence and physical activity/screen time among Latino children in the United States[J]. Families, Systems & Health, 2021, 39(2): 282–292.

[⑤] Chung E O, Hagaman A, LeMasters K, et al. The contribution of grandmother involvement to child growth and development: An observational study in rural Pakistan[J]. BMJ Global Health, 2020, 5(8): e002181; Luo Y H, Qi M D, Huntsinger C S, et al. Grandparent involvement and preschoolers' social adjustment in Chinese three-generation families: Examining moderating and mediating effects[J]. Children and Youth Services Review, 2020(114): 105057.

母照顾的学龄前儿童年龄要小得多。此外，比起女生，男生父母对屏前久坐行为的认知更高，更加能认识到其危害性。这可能部分解释了目前的结果，即学龄前儿童年龄和性别与学龄前儿童屏前久坐行为之间没有显著关联，虽然以往研究认为它们很可能有关联。[①]

在最终模型中，我们调整了家庭屏前久坐行为规则后，父母对屏前久坐行为的认知与学龄前儿童屏前久坐行为之间的关系并不显著。因此，执行一个具体而明确的家庭屏前久坐行为规则可能比专注于提高父母对屏前久坐行为的认知更重要。值得注意的是，当比较本研究结果和以前的研究时发现，父母受教育程度与学龄前儿童屏前久坐行为的关系不一致。多项研究表明，受教育程度较高的家长更重视限制学龄前儿童屏前久坐行为，且与学龄前儿童屏前久坐行为呈负相关。[②] 而本研究并未发现此种关联。结果不一致的潜在可能性在于，我们的研究发现，父母受教育程度较高的学龄前儿童由祖父母或外祖父母照顾的比例更高，可能较少受到父母的影响。

我们还发现，2021 年屏前久坐行为时间超过建议标准的学龄前儿童的比例低于 2019 年，主要原因可能是国内实施了强有力的近视综合防治策略。例如，从 2018 年开始，幼儿园教师、地方医院和 / 或政府每学期开展屈光检查和眼健康教育。虽然自 2019 年开始的新冠肺炎疫情暴发对学龄前儿童屏前久坐行为可能有诸多负面影响，如父母屏前久坐行为增多、学龄前儿童居家时间增加等，但中国近视率仍从 2018 年的 53.6% 下降到 2020 年的 52.7%。在我们的进一步分析中发现（仅针对参加了两轮调查的研究对象），制定了严格的家庭屏前久坐行为规则的家庭比例从 2019 年的 59.7% 提高到 2021 年的 70.1%。然而，这种宏观层面的干预并没有对所有群体产生积极影响。在本研究中，从 2019 年到 2021 年，父母屏前久坐行为时间超过 2 时 / 天的学龄前儿童符合屏前久坐行为时间建议标准的比例实际上有所增加。

---

① Carson V, Rosu A, Janssen I. A cross-sectional study of the environment, physical activity, and screen time among young children and their parents[J]. BMC Public Health, 2014(14): 61; Rodrigues D, Gama A, Machado-Rodrigues A M, et al. Screen media use by Portuguese children in 2009 and 2016: A repeated cross-sectional study[J]. Annals of Human Biology, 2021, 48(1): 1−7.

② 章景丽，苏亭娟，左笑宇，等 . 家庭环境对学龄前儿童电子产品使用影响 [J]. 中国公共卫生 , 2018, 34(1): 49−52; Lindsay A C, Greaney M L, Wallington S F, et al. A review of early influences on physical activity and sedentary behaviors of preschool-age children in high-income countries[J]. Journal for Specialists in Pediatric Nursing, 2017, 22(3): e12182.

本研究也存在一些局限性。首先，研究结果基于两轮横断面数据，在探索 2019 年至 2021 年的趋势时，这些数据没有消除不同参与者的混杂因素的潜在影响，以及新冠肺炎疫情管控带来的可能影响（数据分别来自疫情之前和之后）。然而，我们只针对特定的几所幼儿园进行了两轮调查，在两轮调查期间并没有更换幼儿园，并在统计模型中尽可能地调整了潜在的混杂因素。同时，由于在我们调查覆盖的时间段里该区域（包括幼儿园儿童和家长）没有任何人感染新冠病毒，所以学龄前儿童上学及家长工作等情况并没有较大改变。其次，本研究可能存在主观报告偏倚，但客观地测量被研究人群的屏前久坐行为情况是相当困难的。

在这项研究中，虽然总体超标率似乎有所下降，但学龄前儿童屏前久坐行为仍很严重；同时，父母屏前久坐行为时间过长、祖父母或外祖父母作为主要照护人与学龄前儿童屏前久坐行为时间推荐标准独立相关；屏幕可及性和家庭屏前久坐行为规则与学龄前儿童屏前久坐行为也相关。因此，不能忽视帮助学龄前儿童塑造早期健康生活模式的重要性。改变家长对学龄前儿童屏前久坐行为的错误认知、父母减少视屏时间以及家庭制定适宜的屏前久坐行为规则对促进学龄前儿童养成良好的行为习惯具有重要意义。研究也表明，国家出台的各项近视防控措施对于学龄前儿童减少屏前久坐行为可能也产生了积极作用，但还需要更为直接的证据加以支持。

第三节　学龄前儿童屏前久坐行为影响因素的追踪研究

一、背景与目的

如前所述，屏前久坐行为与学龄前儿童身心健康问题密切相关，如肥胖、睡眠障碍、语言发育迟缓、社交障碍、学业表现不佳等。[1] 此外，已有研究显

---

[1]　De Decker E, De Craemer M, De Bourdeaudhuij I, et al. Using the intervention mapping protocol to reduce European preschoolers' sedentary behavior, an application to the ToyBox-study[J]. International Journal of Behavioral Nutrition and Physical Activity, 2014, 11(1): 19; Viir R, Veraksits A. Discussion of "Letter to the Editor: Standardized use of the terms sedentary and sedentary behaviours"—Sitting and reclining are different states[J]. Applied Physiology, Nutrition, and Metabolism, 2012, 37(6): 1256; Biddle S J H, Pearson N, Salmon J. Sedentary behaviors and adiposity in young people: Causality and conceptual model[J]. Exercise and Sport Sciences Reviews, 2018, 46(1): 18−25.

示，多数学龄前儿童屏前久坐行为时间超过推荐标准并且超标人数占比呈持续上升态势。[①] 屏前久坐行为习惯主要形成于学龄前阶段，一旦养成，这种习惯就会随着时间的推移而逐渐固定。[②] 因此，在儿童早期管控屏前久坐行为显得尤为关键。以往关于学龄前儿童屏前久坐行为的相关因素研究主要基于横断面数据（本章前面两项研究亦属于这类），这类数据在探讨变量因果关系方面存在不足，如难以反映变量之间的时间先后顺序等。而确定变量间的因果关系是设计有针对性的干预措施的重要基础。同时，据了解，虽然儿童早期行为急剧变化，但鲜有基于动态视角来考察父母相关行为对学龄前儿童屏前久坐行为的影响。因此，本研究基于追踪数据主要探讨两个问题:（1）父母相关因素的改变对学龄前儿童屏前久坐行为的影响;（2）母亲屏前久坐行为、屏幕可及性与学龄前儿童屏前久坐行为的因果关系。

二、研究 1：父母相关因素改变的作用 [③]

（一）方 法

课题组于 2019 年 9 月调查了某 4 所幼儿园小班的学龄前儿童 514 名，并于 2021 年 9 月进行了随访，剔除了失访、信息缺失等的样本后，最终分析了 409 名学龄前儿童。采用家长填写调查问卷的方式收集相关信息。为了便于统计分析，对部分变量频数分布较少的选项进行了合并及重命名。其中，"屏幕可及性"中的"不易"包括"很困难""较困难"及"一般"，"容易"包括"较容易"及"很容易"。采用 Logistic 回归模型进行统计分析。

（二）结 果

结果显示，基线学龄前儿童屏前久坐行为、屏幕可及性改变（"容易"不变，从"不易"到"容易"）以及学龄前儿童屏前久坐行为与母亲屏前久坐行为改变的交互作用（>1 时 / 天 × 从 >2 时 / 天到 ≤ 2 时 / 天）在模型中有统计学

① Lee E Y, Hesketh K D, Hunter S, et al. Meeting new Canadian 24-hour movement guidelines for the early years and associations with adiposity among toddlers living in Edmonton, Canada[J]. BMC Public Health, 2017, 17(5): 840.

② McArthur B A, Browne D, Tough S, et al. Trajectories of screen use during early childhood: Predictors and associated behavior and learning outcomes[J]. Computers in Human Behavior, 2020(113): 106501; Trinh M H, Sundaram R, Robinson S L, et al. Association of trajectory and covariates of children's screen media time[J]. JAMA Pediatrics, 2020, 174(1): 71–78.

③ 本研究主要完成人：吴燕、叶孙岳。

意义。在学龄前儿童基线屏前久坐行为时间不超过 1 时 / 天中，家庭屏前久坐行为规定的明确性变化（"较明确"不变，从"很明确"到"较明确"）与学龄前儿童屏前久坐行为时间超过 1 时 / 天的关系有统计学意义；在学龄前儿童基线屏前久坐行为时间超过 1 时 / 天中，母亲屏前久坐行为变化（从 >2 时 / 天到 ≤ 2 时 / 天，保护因素）、父亲屏前久坐行为变化（>2 时 / 天不变，危险因素）、屏幕可及性变化（从"不易"到"容易"，"容易"不变，危险因素）、父母对屏前久坐行为危害性认知的变化（从"很有害"到"较有害"，危险因素）与学龄前儿童屏前久坐行为时间超过 1 时 / 天的关系有统计学意义。

（三）讨论与结论

本研究发现，对于基线屏前久坐行为时间超过 1 时 / 天的学龄前儿童，若其母亲减少了屏前久坐行为，则学龄前儿童屏前久坐行为时间不超过 1 时 / 天的占比将更高。证据显示，母亲屏前久坐行为对学龄前儿童相关行为具有很大的影响，本研究则进一步考察了母亲屏前久坐行为的变化对学龄前儿童相关行为的作用。母亲往往是学龄前儿童的最主要养育人，母亲过长的屏前久坐行为时间减少了母亲—学龄前儿童的互动时间和学龄前儿童户外活动时间，这可能直接或间接导致学龄前儿童更多地进行屏前活动。此外，屏前久坐行为时间过长的父母可能更能容忍学龄前儿童的屏前久坐行为并缺乏限制相关不良行为的措施。[1] 因此，严格控制父母自身的屏前久坐行为可能是减少学龄前儿童屏前久坐行为的有效干预措施。

在考虑了潜在的混杂因素之后，父母相关因素的不良变化与学龄前儿童屏前久坐行为相关。这一结果对于理解学龄前儿童屏前久坐行为的相关因素及实施行之有效的干预措施具有重要意义。同时，旨在减少学龄前儿童屏前久坐行为的早期干预应增加家庭屏前久坐行为规则的明确性，减少屏幕可及性，提升父母对屏前久坐行为危害性的认识，以及减少父母自身屏前久坐行为等。

---

[1] Nikken P. Implications of low or high media use among parents for young children's media use[J]. Cyberpsychology Journal of Psychosocial Research on Cyberspace, 2017, 11(3): 1; Thompson J L, Sebire S J, Kesten J M, et al. How parents perceive screen viewing in their 5–6 year old child within the context of their own screen viewing time: A mixed-methods study[J]. BMC Public Health, 2017, 17(1): 471.

三、研究 2：一项交叉滞后模型分析

（一）方 法

课题组于 2020 年 10 月调查了 819 名学龄前儿童（T1），并于 2021 年 9 月进行了随访（T2），失访 120 名，有效随访率为 85.35%。调查方法及问卷内容见本书前面相关内容和附录，主要采用了交叉滞后模型[①]、多因素 Logistic 回归、偏相关分析等统计分析方法。学龄前儿童、母亲屏前久坐行为时间超标的切点分别为 1 时 / 天和 2 时 / 天；屏幕可及性的切点为非"困难"，即选项"很容易""比较容易"与"一般"。

（二）结 果

结果显示，基线学龄前儿童的年龄为 4.04（±0.56）岁，随访年龄为 5.02（±0.56）岁，包括男生 369 名，女生 330 名。偏相关分析[②]显示，除了母亲屏前久坐行为（T1 或 T2）、屏幕可及性（T2）以及母亲屏前久坐行为（T2）、屏幕可及性（T1）之外，母亲屏前久坐行为（T1、T2）、屏幕可及性（T1、T2）和学龄前儿童屏前久坐行为（T1、T2）之间的偏相关有统计学意义（$p<0.01$）。交叉滞后模型分析结果显示，在学龄前儿童屏前久坐行为（T2）的自回归预测模型中，母亲屏前久坐行为（T1）有统计学意义［OR=2.04(1.38, 3.02), $p<0.001$］，而在母亲屏前久坐行为（T2）的自回归预测模型中，学龄前儿童屏前久坐行为（T1）没有统计学意义［OR=1.25(0.82, 1.90), $p=0.298$］，如图 3–1 所示。从 T1 到 T2，屏幕可及性与学龄前儿童屏前久坐行为能相互预测（$p<0.05$），但屏幕可及性与母亲屏前久坐行为之间不能相互预测（$p>0.05$）。

---

① 交叉滞后模型（cross-lagged panel model, CLPM）是一种考察变量间因果关系的纵向研究模型。在两个以上时间点对两个变量进行测量，考察变量 a 在时间点 1 的值对变量 b 在时间点 2 的值的回归系数，以及变量 b 在时间点 1 的值对变量 a 在时间点 2 的值的回归系数。如果前一个回归系数显著，后一个不显著，则说明变量 a 是变量 b 的原因；如果都显著，则互为因果。
② 调整了学龄前儿童年龄、性别、母亲受教育程度等变量。

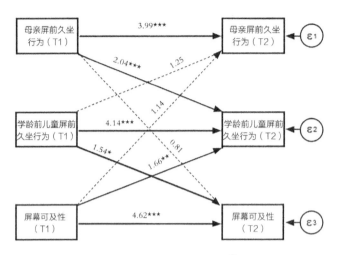

图 3-1　交叉滞后分析模型 [①]

（三）结　论

综上，母亲屏前久坐行为与学龄前儿童屏前久坐行为之间存在单向因果关系，且学龄前儿童屏前久坐行为具有较强的时间惯性。同时，学龄前儿童屏前久坐行为与屏幕可及性之间可能属于互为因果的关系。这一结果进一步明确了严格控制母亲屏前久坐行为、降低屏幕可及性对于减少学龄前儿童屏前久坐行为的积极意义。

第四节　中小学生屏前久坐行为的影响因素 [②]

一、背景与目的

屏前久坐行为在信息时代无处不在，是日常活动的重要组成部分。对儿童青少年来说，较多的屏前久坐行为与体适能不佳、超重肥胖、抑郁、注意力不

[①]　所有模型的自变量都包括学龄前儿童年龄与性别、幼儿园、母亲受教育程度、母亲屏前久坐行为 (T1)、学龄前儿童屏前久坐行为 (T1) 以及屏幕可及性 (T1)。虚线表示 OR 值没有统计学意义，实线表示 OR 值有统计学意义。*: $p<0.05$；**: $p<0.01$；***: $p<0.001$。

[②]　本节主要结果已发表在《BMC 公共健康》，作者：叶孙岳、陈立剑、王奇能、李庆功。

集中、睡眠不足以及心血管疾病等危险因素密切相关，[①]并且独立于身体活动水平。[②] 此外，与中高强度的体育锻炼相比，在童年时期养成的屏前久坐行为习惯更容易持续到成年。[③] "学龄期儿童健康行为"项目显示，30个国家的11—15岁学生每天看电视超过2小时。随着新屏幕设备（如个人电脑、平板电脑、手机等）的进一步普及，学龄期儿童屏前久坐行为将进一步增加。[④] 在中国东部某个城市进行的一项研究表明，51.5%的青少年每天的屏前久坐行为时间超过2小时。[⑤]

有限的以往研究表明，屏前久坐行为增多与性别、年龄、父母受教育程度、屏幕可及性（如卧室内有电视或电脑）等因素密切有关。[⑥] 然而，其他针对屏前久坐行为环境相关因素的研究还并不能得出确切结论，甚至一些结论截然相反。[⑦] 同时，环境相关因素如屏幕可及性和父母的社会因素（家庭屏前久坐行为规则或父母陪同观看），在学龄期儿童过多屏前久坐行为的循证干预中发挥了关

① Gunnell K E, Flament M F, Buchholz A, et al. Examining the bidirectional relationship between physical activity, screen time, and symptoms of anxiety and depression over time during adolescence[J]. Preventive Medicine, 2016(88) 147−152; 易可华，罗春燕，周月芳，等 . 上海市青少年课余屏前时间与肥胖的关系 [J]. 环境与职业医学，2014，31(6): 452−455; Robinson S, Daly R M, Ridgers N D, et al. Screen-based behaviors of children and cardiovascular risk factors[J]. The Journal of Pediatrics, 2015, 167(6): 1239−1245; Hale L, Guan S. Screen time and sleep among school-aged children and adolescents: A systematic literature review[J]. Sleep Medicine Reviews, 2015(21): 50−58.

② Katzmarzyk P T, Church T S, Craig C L, et al. Sitting time and mortality from all causes, cardiovascular disease, and cancer[J]. International Journal of Sports Medicine, 2009, 41(5): 998−1005; Owen N, Bauman A, Brown W. Too much sitting: A novel and important predictor of chronic disease risk?[J] British Journal of Sports Medicine, 2009, 43(2): 81−83.

③ Smith L, Gardner B, Hamer M. Childhood correlates of adult TV viewing time: A 32-year follow-up of the 1970 British cohort study[J]. Journal of Epidemiol and Community Health, 2015, 69(4): 309−313; Bucksch J, Sigmundova D, Hamrik Z, et al. International trends in adolescent screen-time behaviors from 2002 to 2010[J]. Journal of Adolescent Health, 2016, 58(4): 417−425.

④ Bucksch J, Sigmundova D, Hamrik Z, et al. International trends in adolescent screen-time behaviors from 2002 to 2010[J]. Journal of Adolescent Health, 2016, 58(4): 417−425.

⑤ 罗春燕 . 上海市青少年课余屏前行为的影响因素与干预研究 [D]. 上海：复旦大学，2014.

⑥ Hoyos C I, Jago R. Sociodemographic and home environment predictors of screen viewing among Spanish school children[J]. Journal of Public Health, 2011, 33(3): 392−402; LeBlanc A G, Broyles S T, Chaput J P, et al. Correlates of objectively measured sedentary time and self-reported screen time in Canadian children[J]. International Journal of Behavioral Nutrition and Physical Activity, 2015(12): 38.

⑦ Ae Jong E, Visscher T L S, HiraSing R A, et al. Association between TV viewing, computer use and overweight, determinants and competing activities of screen time in 4- to 13-year-old children[J]. International Journal of Obesity, 2013, 37(1): 47−53; Hoyos Cillero I, Jago R. Systematic review of correlates of screen-viewing among young children[J]. Preventive Medicine, 2010, 51(1): 3−10.

键作用。[1] 据我们所知，对于发展中国家的儿童，少有研究探索和验证过多屏前久坐行为的可改变相关因素，特别是新的屏幕设备如手机和平板电脑。[2] 因此，本研究的目的是基于中国 8—19 岁儿童青少年屏前久坐行为及相关因素的调查数据，探讨屏前久坐行为的相关因素包括个人因素和环境因素。

二、方　法

（一）对　象

2015 年 9 月至 2016 年 5 月，共有 1164 名来自浙江省的 8—19 岁的小学生、初中生和高中生参加了本项目。我们排除了年龄或性别变量缺失（$n=26$）、无知情同意书（$n=26$）、其他变量缺失（$n=49$）以及久坐行为总时间大于 168 时/周（$n=23$）的学生，最终分析了 1040 名学生。所有学生及其家长都签署了知情同意书。

（二）屏前久坐行为问卷

基于国际上有较高信效度的青少年久坐活动问卷和屏前久坐行为定义，[3] 我们设计了自我报告的屏前久坐行为问卷，包括四个项目：看电视或视频，以娱乐或休闲为目的玩电脑，利用电脑做作业，玩手机或平板电脑。具体问题为你参加某个活动吗？要求调查对象分"星期一至星期五"和"星期六至星期日"两栏进行填写。修订后的屏前久坐行为问卷（中文版）[4] 的重测信度系数为男生 0.81，女生 0.85，达到优秀等级水平。

（三）相关因素测量

环境因素包括三个关于屏幕可及性的问题："你的卧室里有电视机吗？""你的卧室里有电脑吗？""你有自己的手机/平板电脑吗？"此外，还有两个关于父母/他人在场的问题：玩电脑时有父母或其他人在场吗？看电视

---

[1]　Hoyos Cillero I, Jago R. Systematic review of correlates of screen-viewing among young children[J]. Preventive Medicine, 2010, 51(1): 3–10.

[2]　Stierlin A S, De Lepeleere S, Cardon G, et al. A systematic review of determinants of sedentary behaviour in youth: A DEDIPAC-study[J]. International Journal of Behavioral Nutrition and Physical Activity, 2015(12): 133.

[3]　Hardy L L, Booth M L, Okely A D. The reliability of the Adolescent Sedentary Activity Questionnaire (ASAQ) [J]. Preventive Medicine, 2007, 45(1): 71–74; Tremblay M S, Aubert S, Barnes J D, et al. Sedentary Behavior Research Network (SBRN)—Terminology Consensus Project process and outcome[J]. International Journal of Behavioral Nutrition and Physical Activing, 2017(14): 75.

[4]　这里与第二章第二节的重测信度系数略有差异，原因在于本研究纳入了以学习为目的的电脑使用时间。

时有父母或其他人在场吗？屏幕可及性问题是二分类选项，包括"是"（编码为 1）和"否"（编码为 0）。采用四点李克特量表测量父母或他人的影响，包括"很少"（编码为 1）、"较少"（编码为 2）、"较多"（编码为 3）、"很多"（编码为 4）。同时，问卷还收集了个人信息如性别、出生日期、年级和父母的受教育程度（只有部分）等。

（四）统计分析

对相关因素和屏前久坐行为进行描述性统计；性别差异检验时分类变量采用卡方检验，连续变量采用 t 检验。三个屏幕可及性问题合并为四个分类变量（无屏幕、一个屏幕、两个屏幕、三个屏幕分别赋值为 0、1、2、3）或二分类变量（低和高的值分别为 0–1 和 2–3）。涉及父母 / 他人在场的两个问题也被合并为四个分类变量（2–3、4、5–6 和 7–8）或二分类变量（低和高分别为 2–4 和 5–8）。过长屏前久坐行为时间定义为超过 2 时 / 天，双休日过长屏前久坐行为时间定义为不少于 5 时 / 天。[①] 休闲式屏前久坐行为定义为不包括使用电脑进行学习的屏前久坐行为。采用混合效应回归模型探讨屏前久坐行为的相关因素及交互作用，包括固定效应（年龄、年级、屏幕可及性、父母 / 其他人在场）和随机效应（学校和班级）。由于混合效应回归模型对正态性的要求较高，所以本研究对年龄和屏前久坐行为这两个连续变量采用零均值化方法进行正态性变换。基于 Logistic 回归模型，采用比值比（OR）和 95% 置信区间（CI）来描述环境因素对二分类变量屏前久坐行为的影响。所有数据采用 Epidata 3.0（双倍录入）和 IBM SPSS 20.0 进行评估；显著性水平为 $p < 0.05$。

三、结　果

（一）男女生基本信息统计

在屏前久坐行为方面，男生高于女生（$p < 0.05$），14.7% 的男生和 8.9% 的女生的屏前久坐行为时间过长（>2 时 / 天）（见表 3–7）。双休日屏前久坐行

[①]　Tremblay M S, LeBlanc A G, Kho M E, et al. Systematic review of sedentary behaviour and health indicators in school-aged children and youth[J]. International Journal of Behavioral Nutrition and Physical Activity, 2011(8): 98; American Academy of Pediatrics. Committee on Public E: American Academy of Pediatrics: Children, adolescents, and television[J]. Pediatrics, 2001, 107(2): 423–426; Carson V, Hunter S, Kuzik N, et al. Systematic review of sedentary behaviour and health indicators in school-aged children and youth: An update[J]. Applied Physiology Nutrition and Metabolism, 2016, 41(6): s240–s265.

为时间和花在手机／平板电脑上的时间分别约占屏前久坐行为时间的 80% 和 40%。初中生屏前久坐行为时间最长，其次是高中和小学学生（$p < 0.05$）（见图 3-2）。对于电视、电脑以及手机，初中生的屏前久坐行为时间最长，而花在手机、电脑方面的时间，高中学生要长于小学学生（$p < 0.05$）。然而，高中生看电视时间要少于小学生（男生 $p > 0.05$，女生 $p < 0.05$）。

表 3-7　中小学生屏前久坐行为影响因素

变量		男生 (n=510)	女生 (n=553)	p
年龄		14.79(2.52)	15.05(2.49)	>0.05
屏前久坐行为	学习日	1.86(4.85)	1.33(2.49)	<0.05
	双休日	7.12(8.23)	5.86(5.32)	<0.005
看电视	学习日	0.52(1.28)	0.39(0.90)	>0.05
	双休日	2.11(3.02)	1.91(2.25)	>0.05
玩手机或平板电脑	学习日	0.78(2.34)	0.62(1.67)	>0.05
	双休日	3.01(4.54)	2.78(3.61)	>0.05
使用笔记本或台式电脑休闲	工作日	0.28(1.32)	0.14(0.67)	<0.05
	双休日	1.73(3.11)	0.87(2.17)	<0.001
学习	学习日	0.29(2.76)	0.18(0.73)	>0.05
	双休日	0.27(0.86)	0.30(0.64)	>0.05
屏前久坐行为 >2时／天		75(14.7)	49(8.9)	<0.01
教育阶段	小学	96(18.8)	93(16.8)	>0.05
	初中	204(40.0)	201(36.3)	
	高中	210(41.2)	259(46.8)	
屏幕可及性	没有	33(6.5)	28(5.1)	>0.05
	1 个屏幕	125(24.5)	147(26.6)	
	2 个屏幕	239(46.9)	285(51.5)	
	3 个屏幕及以上	113(22.2)	93(16.8)	
父母／其他人在场	非常不同意	132(25.9)	130(23.5)	>0.05
	不同意	117(22.9)	122(22.1)	
	同意	190(37.3)	210(38.0)	
	非常同意	71(13.9)	91(16.5)	
儿童青少年卧室有电视机		83(16.3)	87(15.7)	>0.05
儿童青少年有自己的笔记本或台式电脑		132(25.9)	148(26.8)	>0.05
儿童青少年有手机或平板电脑		373(73.1)	428(77.4)	>0.05

续表

变量		男生 (*n*=510)	女生 (*n*=553)	*p*
看电视时有父母陪伴	非常不同意	111(21.8)	86(15.6)	<0.05
	不同意	123(24.1)	125(22.6)	
	同意	156(30.6)	192(34.7)	
	非常同意	120(23.5)	150(27.1)	
使用笔记本或台式电脑时有父母陪伴	非常不同意	178(34.9)	201(36.3)	>0.05
	不同意	179(35.1)	183(33.1)	
	同意	87(17.1)	109(19.7)	
	非常同意	66(12.9)	60(10.8)	

注：男女性别比较时连续变量采用 *t* 检验，分类变量采用卡方检验。

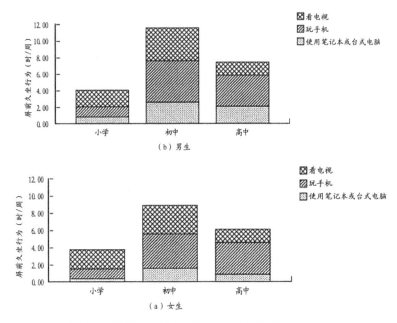

图3-2　各个阶段学生与各类型屏前久坐行为时间的关系

（二）屏前久坐行为的相关因素

屏前久坐行为与屏幕可及性呈正相关，与父母/其他人在场呈负相关（*p* <0.05）（见表3-8）。随着学生可及屏幕数增加，他们花在看手机或电脑上的时间也在增加（*p*<0.001），但看电视时间除外（*p* >0.05）（见图3-3）。同时，屏幕可及性和父母/其他人在场之间存在交互作用。与父母/其他人在场相比，屏幕可及性在过长屏前久坐行为时间上发挥了更重要的作用（数据未展示）。

此外，屏前久坐行为时间过长（>2 时 / 天）的相关环境因素包括儿童青少年卧室有电视机（OR= 1.82, 95%CI: 1.15—2.87, $p < 0.01$）和看电视时父母 / 其他人在场（OR= 0.78, 95%CI: 0.64—0.95, $p < 0.05$）（见图 3-4）。而双休日屏前久坐行为时间过长（≥ 5 时 / 天）的相关环境因素有儿童青少年卧室有电视机（OR=2.43, 95%CI: 1.68—3.53, $p < 0.001$）、拥有个人电脑 (OR=0.80, 95%CI: 0.67–0.95, $p < 0.05$)、父母 / 其他人在场（OR = 0.85, 95%CI: 0.72—0.99, $p < 0.05$）。

表3-8　男女生屏前久坐行为相关环境因素的混合效应回归模型分析

环境因素		男生屏前久坐行为			女生屏前久坐行为		
		总模型 β(95%CI)	学习日模型 β(95%CI)	双休日模型 β(95%CI)	总模型 β(95%CI)	学习日模型 β(95%CI)	双休日模型 β(95%CI)
屏幕可及性	没有	Ref.	Ref.	Ref.	Ref.	Ref.	Ref.
	1个屏幕	0.30†(0.08,0.51)	0.14(−0.08,0.36)	0.31†(0.09,0.53)	0.16(−0.06,0.39)	0.11(−0.13,0.35)	0.16(−0.07,0.38)
	2个屏幕	0.34†(0.09,0.60)	0.30*(0.04,0.56)	0.30*(0.04,0.55)	0.42†(0.17,0.68)	0.24(−0.03,0.50)	0.41†(0.16,0.67)
	3个屏幕及以上	0.79‡(0.42,1.16)	0.68†(0.30,1.07)	0.69‡(0.32,1.07)	0.66†(0.25,1.07)	0.67†(0.25,1.10)	0.52*(0.11,0.93)
	趋势 p	<0.001	<0.001	<0.005	<0.005	<0.05	<0.05
父母/其他人在场	非常不同意	Ref.	Ref.	Ref.	Ref.	Ref.	Ref.
	不同意	−0.05(−0.29,0.18)	0.02(−0.22,0.26)	−0.08(−0.31,0.16)	−0.21(−0.45,0.02)	−0.29*(−0.53,−0.04)	−0.13(−0.37,0.10)
	同意	−0.15(−0.37,0.06)	−0.11(−0.33,0.11)	−0.15(−0.36,0.07)	−0.22*(−0.43,−0.01)	−0.12(−0.34,0.10)	−0.21*(−0.42,−0.01)
	非常同意	−0.32*(−0.61,−0.03)	−0.24(−0.53,0.06)	−0.30*(−0.59,−0.01)	−0.35†(−0.60,−0.09)	−0.34*(−0.61,−0.07)	−0.27*(−0.53,−0.01)
	趋势 p	<0.001	<0.05	<0.005	<0.001	<0.05	<0.001

注：所有模型都调整了固定效应因素（年龄和年级）和随机效应因素（学校和班级）。*: $p<0.05$，†: $p<0.01$，‡: $p<0.001$。

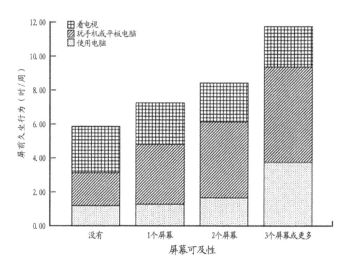

图 3-3　屏幕可及性与各类型屏前久坐行为时间的关系

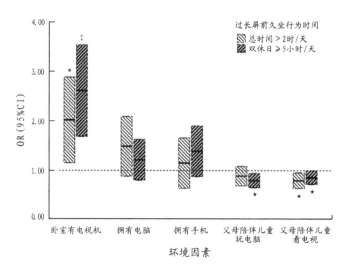

图 3-4　环境因素与过长屏前久坐行为的关系①

四、讨论与结论

研究发现，性别、受教育程度、是否在双休日看电视、父母 / 其他人在场以及屏幕可及性等因素与 8—19 岁儿童青少年过多屏前久坐行为密切相关，这

---

① Logistic 模型中的自变量包括性别、年龄、年级、电视机、个人电脑、手机、玩电脑或看电视时是否有父母陪伴等，因变量为屏前久坐行为时间（总时间和双休日屏前久坐行为时间）。★：$p<0.05$，‡：$p<0.001$。

对于为高危人群制定行之有效的干预策略来减少屏前久坐行为具有重要意义。

本研究中，学习日和双休日休闲型屏前久坐行为时间过长（>2 时 / 天）的比例分别为 11.7% 和 83.1%；与另一项关于中国儿童的研究结果相比，学习日占比较低但双休日较高。男生休闲型屏前久坐行为时间超标的比例要大于女生，双休日屏前久坐行为时间要多于学习日的结果与以往研究相一致。[1] 一项研究表明，年龄与屏前久坐行为呈正相关。[2] 在我们的研究对象中，年龄或年级与休闲型屏前久坐行为呈非线性相关（休闲型屏前久坐行为在青少年 15 岁后减少）。这可能是因为中国高中生在学习和准备高考方面比西方高中学生承受更多压力，会促使学生将更多的精力和时间放在与学习相关的行为上，从而产生"挤出效应"[3]。环境因素与休闲型屏前久坐行为的相关性在父母受教育程度的额外调整后没有显著变化。在本研究中，父母受教育程度低可能并不是儿童青少年屏前久坐行为时间过长的风险。这可能是因为受教育程度较高的父母更忙，并不一定直接照料儿童青少年；还可能由于其家庭社会经济地位较高，屏幕可及性更好。[4]

以往研究表明，父母与子女一起看电视或父母看电视的"榜样作用"与儿童青少年看电视的时间长短呈正相关。[5] 然而，在本研究中，父母 / 其他人在场与儿童青少年休闲型屏前久坐行为时间呈负相关。我们推测，父母可能在与儿童青少年一起看电视时发挥了监督作用，而不仅仅是在场或陪伴他们。此

---

[1] Jiang X X, Hardy L L, Ding D, et al. Recreational screen-time among Chinese adolescents: A cross-sectional study[J]. Journal of Epidemiology, 2014, 24(5): 397–403.

[2] Bucksch J, Sigmundova D, Hamrik Z, et al. International trends in adolescent screen-time behaviors from 2002 to 2010[J]. Journal of Adolescent Health, 2016, 58(4): 417–425.

[3] Li M, Xue H, Wang W D, et al. Parental expectations and child screen and academic sedentary behaviors in China[J]. Amercian Journal of Preventive Medicine, 2017, 52(5): 680–689; Chen Y, Zheng Z H, Yi J Y, et al. Associations between physical inactivity and sedentary behaviors among adolescents in 10 cities in China[J]. BMC Public Health, 2014, 14(1): 1–9.

[4] 叶孙岳，郭静．中国成年人的体育锻炼、静态行为流行状况、趋势及影响因素 [J]．首都体育学院学报，2016, 28(4): 365–369, 375.

[5] Verloigne M, Van Lippevelde W, Bere E, et al. Individual and family environmental correlates of television and computer time in 10- to 12-year-old European children: The ENERGY-project[J]. BMC Public Health, 2015(15): 912; Pearson N, Salmon J, Crawford D, et al. Are parental concerns for child TV viewing associated with child TV viewing and the home sedentary environment?[J] International Journal of Behavioral Nutrition and Physical Activity, 2011(8): 102; Huang W Y, Wong S H, Salmon J. Correlates of physical activity and screen-based behaviors in Chinese children[J]. Journal of Science and Medicine in Sport, 2013, 16(6): 509–514.

外，家庭屏前久坐行为规则或父母的期望可能会影响儿童青少年的屏前久坐行为（特别是看电视）。同时，较之父母陪伴或监督，屏幕可及性尤其是卧室里有电视机似乎是更为重要的干预靶点。但这一结果与卡尔森（Carson）、罗苏（Rosu）、詹森（Janssen）的结论有所不同，他们认为社会环境因素可能比物理性环境因素如社区环境更重要。[①] 通过对数据的进一步探索发现，在我们的研究对象中，儿童青少年卧室里是否有电视机与休闲型屏前久坐行为并无直接关联。卧室里有电视机的儿童青少年看电视的时间并没有明显增加，但其使用手机和电脑的时间却增加了。因此，它们之间似乎没有因果关系，而仅仅是简单的数据关联。我们推测，卧室里拥有电视机的儿童青少年拥有更多的个人空间、独处机会，自主能力更强（不受父母控制的能力）等，这可能会导致其休闲娱乐型屏前久坐行为的增加。

此外，曾有报告称在中国儿童青少年玩手机的现象并不普遍（2014年之前），[②] 但我们的结果表明基于手机/平板电脑的休闲型屏前久坐行为已经成为现今屏前久坐行为的主要组成部分。同时，结果显示，拥有一种屏幕设备和拥有两种屏幕设备的儿童青少年的比例分别为91.0%和96.7%。这一结果与澳大利亚一项研究结果相一致，[③] 近年来基于手机/平板电脑的休闲型屏前久坐行为急剧增加，在屏前久坐行为中占比最大。这些结果表明，未来的研究需要进一步关注移动型屏前久坐行为的相关因素，因为它可能与以往的结果有所不同。

本研究也有一定的局限性。首先，在外推结论或推断任何因果关系时需更慎重，因为本研究的样本是来自浙江省北部（经济社会发展水平相对中国其他地区更高）的横断面调查数据。其次，没有明确界定"父母/其他人在场"的具体概念或内涵。例如，目前还不清楚它在多大程度上包括了限制或鼓励学生的屏前久坐行为。最后，本研究也缺乏对父母的直接调查。以往研究表明，父母屏前久坐行为、榜样作用和相关家庭屏前久坐行为规则与儿童青少年休闲型屏

---

① Carson V, Rosu A, Janssen I. A cross-sectional study of the environment, physical activity, and screen time among young children and their parents[J]. BMC Public Health, 2014(14): 61.

② Jiang X X, Hardy L L, Ding D, et al. Recreational screen-time among Chinese adolescents: A cross-sectional study[J]. Journal of Epidemiology, 2014, 24(5): 397−403.

③ Hardy L L, Dobbins T, Booth M L, et al. Sedentary behaviours among Australian adolescents[J]. Australian and New Zealand Journal of Public Health, 2006, 30(6): 534−540.

前久坐行为密切相关。[①] 而我们的研究重点是测量了使用手机 / 平板电脑的时间，目前这一行为在中国儿童青少年中非常普遍，以往这方面的研究主要集中在描述看电视和使用笔记本或台式电脑的儿童青少年社会人口特征或相关关系。

因此，我们得出结论，8—19 岁中国儿童青少年的屏幕可及性和父母在场与儿童青少年的休闲型屏前久坐行为时间过长有关。特别需要关注移动型屏幕如手机和平板电脑等，以避免儿童青少年长时间使用该类电子媒介，特别是对于男生和双休日时间来说。在未来的研究中，需要实施有效的基于移动型屏幕的屏前久坐行为干预策略。

---

① Schoeppe S, Rebar A L, Short C E, et al. How is adults' screen time behaviour influencing their views on screen time restrictions for children? A cross-sectional study[J]. BMC Public Health, 2016(16): 201.

第四章

"以毒攻毒"——屏前锻炼游戏干预实验研究

屏前行为除了久坐不动外，还包括运动锻炼或运动游戏。这种基于屏幕的运动游戏我们称之为屏前锻炼/运动游戏（亦称体感游戏，exergame 或 active video games），它是一种通过肢体动作变化来进行（操作）的电子游戏，常见的游戏平台有 Wii、PlayStation Move 及 Xbox360 等。屏前锻炼游戏被认为是减少超重肥胖、屏前久坐行为等问题的潜在有效工具，我们戏称这一干预策略为"以毒攻毒"。本章包括两项相关研究，主要讨论了屏前锻炼游戏对儿童身体活动水平（含久坐行为）、运动技能及健康体适能的影响。研究一：对 261 名 7—9 岁儿童进行了为期 9 个月的干预实验。实验共分两组：干预组，每周 125 分钟体育课程和屏前锻炼游戏交替；对照组，每周 125 分钟体育课程。结果显示，屏前锻炼游戏对儿童的体重指数和肌骨适能有积极作用，因此可以作为一种补充传统体育课程的校本项目。研究二：对 81 名小学四年级学生进行干预实验。在整个学年中，干预组学校每周在课间进行一次 50 分钟的屏前锻炼游戏，而对照组学校则继续常规课间活动。本研究使用加速度计测量儿童在校的身体活动水平，并通过半英里跑评估心肺适能。在基线、干预中（4 个月）和干预后（8 个月）对所有指标进行了测量。结果显示，基于学校的屏前锻炼游戏能有效提高儿童的中高强度身体活动水平，并减少他们的久坐行为。然而，还需要更多的研究来探讨屏前锻炼游戏的积极效应。

第一节　屏前锻炼游戏对儿童运动技能与健康体适能的影响 [1]

一、背景与目的

由于儿童健康体适能 [2]（health-related physical fitness, HRF）与诸多健康问题密切相关，如心脑血管疾病或代谢综合征、[3] 肥胖 [4] 以及较低的健康生活质量 [5] 等，使得其越来越受到人们的关注。[6] 同样地，由于运动技能（motor skill competence, MSC）的发展与儿童 HRF [7] 及身体活动 [8] 存在正向关联，MSC 的不足也引起健康专业人士及体育教育从业者的重视。[9] 特别地，基本移动能力（如跳跃）和操控技能（如扔和踢）是 MSC 进一步发展的前提。研究显示，在儿

---

① 本节主要结果已发表在《临床医学杂志》，作者：叶孙岳、Jung Eun Lee、David Stodden、高赞。

② 体适能（physical fitness）可分为健康体适能和竞技体适能（sports-related physical fitness），健康体适能是指个人能胜任日常工作，有余力享受休闲娱乐生活，又可应付突发紧急情况的身体能力，包括肌肉力量与耐力、心肺适能、柔韧性及身体组成等。

③ Smith J J, Eather N, Morgan P J, et al. The health benefits of muscular fitness for children and adolescents: A systematic review and meta-analysis[J]. Sports Medicine, 2014, 44(9): 1209−1223.

④ Casonatto J, Fernandes R A, Batista M B, et al. Association between health-related physical fitness and body mass index status in children[J]. Journal of Child Health Care, 2016, 20(3): 294−303.

⑤ Venckunas T, Emeljanovas A, Mieziene B, et al. Secular trends in physical fitness and body size in Lithuanian children and adolescents between 1992 and 2012[J]. Journal of Epidemiology and Community Health, 2017, 71(2): 181−187; Dos S F K, Prista A, Gomes T N Q F, et al. Secular trends in physical fitness of Mozambican school-aged children and adolescents[J]. Amercian Journal of Human Biology, 2015, 27(2): 201−206.

⑥ Albon H M, Hamlin M J Ross J J. Secular trends and distributional changes in health and fitness performance variables of 10−14-year-old children in New Zealand between 1991 and 2003[J]. British Journal of Sports Medicine, 2010(44): 263−269; Zhu Z, Yang Y, Kong Z X, et al. Prevalence of physical fitness in Chinese school-aged children: Findings from the 2016 physical activity and fitness in China—The Youth Study[J]. Journal of Sport and Health Science, 2017, 6(4): 395−403.

⑦ Re A H N, Cattuzzo M T, Santos F M C, et al. Anthropometric characteristics, field test scores and match-related technical performance in youth indoor soccer players with different playing status[J]. International Journal of Performance Analysis in Sport, 2014, 14(2): 482−492; Lima R A, Pfeiffer K, Larsen L R, et al. Physical activity and motor competence present a positive reciprocal longitudinal relationship across childhood and early adolescence[J]. Journal of Physical Activity and Health, 2017(14): 440−447.

⑧ Haga M, Gisladottir T, Sigmundsson H. The relationship between motor competence and physical fitness is weaker in the 15−16 YR. adolescent age group than in younger age groups (4−5 YR. and 11−12 YR.)[J]. Percept Motor Skill, 2015, 121(3): 900−912.

⑨ Barnett L M, Van Beurden E, Morgan P J, et al. Does childhood motor skill proficiency predict adolescent fitness?[J] Medicine & Science in Sports & Exercise, 2008, 40(12): 2137−2144.

童早期可以通过有针对性的干预来提升 MSC，同时也有助于促进 HRF 发展。[①]

虽然现有研究已经证实，基于学校的传统身体活动项目或体育教育能够在短期内提高儿童 HRF 和 MSC，[②] 但是长期的持续性干预研究仍有必要。从儿童 MSC 和 HRF 的持续发展来看，设计一个综合的、有趣的身体活动干预方案是关键。[③] 屏前锻炼游戏是一种需要身体参与活动的视屏游戏，通过激发儿童的游戏兴趣和提高持续玩耍的乐趣来增加轻度至中等强度的身体活动。[④] 屏前锻炼游戏是使儿童身体更活跃和提高他们的运动技能的新颖、有趣的方法之一。[⑤] 例如，屏前锻炼游戏可以让不同运动技能水平的儿童都能参与，但可能在传统体育课中若他们没有达到相应的技能水平无法参与。即使没有特定适宜体育项目的设备，儿童也能参与到屏前锻炼游戏之中。部分研究显示，可能是由于屏前锻炼游戏的乐趣，把它融合进学校体育课程有助于儿童短、长期身体活动水平的提升和能量消耗。[⑥] 然而，虽然屏前锻炼游戏对提高儿童身体活动水平有效，但是基于学校的屏前锻炼游戏是否能提高儿童 MSC 还并不十分清楚。[⑦]

---

① Wick K, Leeger-Aschmann C S, Monn N D, et al. Interventions to promote fundamental movement skills in childcare and kindergarten: A systematic review and meta-analysis[J]. Sports Medicine, 2017, 47(10): 2045−2068.

② Lai S K, Costigan S A, Morgan P J, et al. Do school-based interventions focusing on physical activity, fitness, or fundamental movement skill competency produce a sustained impact in these outcomes in children and adolescents?: A systematic review of follow-up studies[J]. Sports Medicine, 2014, 44(1): 67−79; Tompsett C, Sanders R, Taylor C, et al. Pedagogical approaches to and effects of fundamental movement skill interventions on health outcomes: A systematic review[J]. Sports Medicine, 2017, 47(9): 1795−1819; Morgan P J, Barnett L M, Cliff D P, et al. Fundamental movement skill interventions in youth: A systematic review and meta-analysis[J]. Pediatrics, 2013, 132(5): e1361−e1383.

③ Butt J, Weinberg R S, Breckon J D, et al. Adolescent physical activity participation and motivational determinants across gender, age, and race[J]. Journal of Physical Activity and Health, 2011, 8(8): 1074−1083.

④ Kari T. Promoting physical activity and fitness with exergames: Updated systematic review of systematic reviews[M]. USA: IGI Global, 2017.

⑤ Pasco D, Roure C, Kermarrec G, et al. The effects of a bike active video game on players' physical activity and motivation[J]. Journal of Sport and Health Science, 2017, 6(5): 25−32; Barnett L M, Bangay S, McKenzie S, et al. Active gaming as a mechanism to promote physical activity and fundamental movement skill in children[J]. Frontiers in Public Health, 2013(1): 74.

⑥ Gao Z, Pope Z, Lee J E, et al. Impact of exergaming on young children's school day energy expenditure and moderate-to-vigorous physical activity levels[J]. Journal of Sport and Health Science, 2017, 6(1): 11−16; Staiano A E, Beyl R A, Hsia D S, et al. Twelve weeks of dance exergaming in overweight and obese adolescent girls: Transfer effects on physical activity, screen time, and self-efficacy[J]. Journal of Sport and Health Science, 2017, 6(1): 4−10.

⑦ Norris E, Hamer M, Stamatakis E. Active video games in schools and effects on physical activity and health: A systematic review[J]. Journal of Pediatrics, 2016(172): 40−46.

屏前锻炼游戏对于儿童 MSC 的短期作用在新近研究中不一致。[①] 一项系统综述表明，对于屏前锻炼游戏是否为一种改变儿童 MSC 的足够刺激物仍缺乏充足证据。[②] 同时，这些研究之中多数探讨了平衡能力或姿势稳定性，而少有阐述这两点对于儿童 MSC 的重要作用。[③] 并且，未见有研究探讨学校的屏前锻炼游戏和体育教育干预对提高儿童 MSC 和 HRF 的有效性。因此，本研究以传统体育课为参照组，考察了基于学校的屏前锻炼游戏和传统体育课对儿童 MSC 和 HRF 的有效性。

二、方　法

（一）对象与研究设计

来自美国南部两所公立小学的 261 名二年级和三年级儿童（127 名男生，134 名女生，平均 8.27 ± 0.70 岁，73.6% 为非西班牙裔白人）参与了本研究。由于行政等原因，基于儿童个体随机划分为对照组和干预组是不可行的。因此，一所学校作为干预组而另一所作为对照组。两所公立学校都属于同一学区的类型 I 学校（如学校为超过 50% 儿童减免餐食费用），并且地理环境相似，儿童主体来自低收入家庭。儿童实验对象纳入标准包括：（1）在上述学校注册就读；（2）年龄为 7—9 岁；（3）未被诊断为身体或心理残疾；（4）父母签署了知情同意书并得到儿童同意。通过人口学信息及学校学生档案来审核其是否符合纳入标准。

在干预组学校，屏前锻炼游戏与学校体育课交替进行，两周身体活动时间合计 250 分钟，每周活动 5 天，每天 25 分钟。如图 4-1 所示，每两周中，若一周有 3 节体育课，随后一周的 2 节课便进行屏前锻炼游戏活动。由有资质的体育教师教体育课，由经研究团队培训的全职教师来协调与监督学校屏前锻炼

① Barnett L M, Ridgers N D, Reynolds J, et al. Playing active video games may not develop movement skills: An intervention trial[J]. Preventive Medicine Reports, 2015(C2): 673−678; Hulteen R M, Johnson T M, Ridgers N D, et al. Children's movement skills when playing active video games[J]. Percept Motor Skill, 2015, 121(3): 767−790.

② Zeng N, Gao Z. Effects of exergaming on fundamental movement skills among children and young adults: A systematic review[M]. New York: Nova Science Publishers, 2016.

③ Edwards J, Jeffrey S, May T, et al. Does playing a sports active video game improve object control skills of children with autism spectrum disorder?[J] Journal of Sport and Health Science, 2017, 6(1): 17−24; Vernadakis N, Papastergiou M, Zetou E, et al. The impact of an exergame-based intervention on children's fundamental motor skills[J]. Computers & Education, 2015(83): 90−102.

游戏。在对照组学校，儿童接受两名有资质的教师每周 125 分钟（每节 25 分钟）的体育课。研究对象共来自 16 个班级（平均每个班级约 20 名学生），每所学校 8 个班级。本研究得到了大学审查委员会的批准且取得了父母知情同意书和儿童同意。

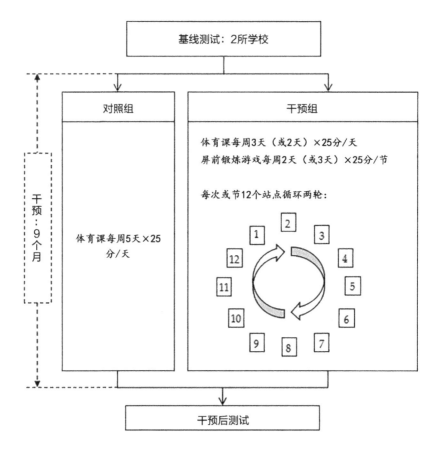

图 4-1　研究设计与干预流程

（二）研究过程

在干预组学校，每个教室配有 12 个站点（每个站点大概花费 600 美元），每个站点都有一台电视机并安装了两套屏前锻炼游戏系统包括 Wii 和 Xbox Kinect，其中屏前锻炼游戏包括 Kinect Sports（Kinect 运动）、Just Dance（舞力全开）、Wii Sports（Wii 运动）。游戏的多样性使得儿童拥有自主选择权并且能够在整个干预期间得到持续激励。依据游戏类型，所有儿童同时参与不同的屏前锻炼游戏（如每站2人）或者所有儿童参与同一个屏前锻炼游戏（如 Just Dance）。儿童游戏每节循环两轮。在两所学校的体育课中，安排了常规的活动课程，主要包括基于运动或游戏的单元课或体能活动。[①]

（三）指标测量

研究对象的人口学信息包括年龄和性别等，是在研究人员的协助下，通过由儿童填写的信息表收集的。

基于我们或其他研究者的研究，MSC 测试包括四个方面的技能表现：踢球、投掷、立定跳远、跳跃。[②] 由于该测试对于区分儿童技能水平具有良好的敏感性，并且能配合有效的过程导向对运动技能进行评估，因此我们采用技能成绩来评估儿童的 MSC。[③] 以踢球（20厘米直径球）和投掷（网球）的最大速度及跳远的最大距离作为技能成绩，每项都测试5次。踢球和投掷速度采用雷达枪测试。以每只脚测试3次的平均高度作为跳跃的技能成绩。立定跳远和跳跃都以儿童站立式身高进行计算，如立定跳远成绩（厘米）除以身高（厘米）。根据以往研究，这些测试的信度系数（alpha 系数法）$r=0.70$, $p < 0.01$。[④]

儿童 HRF 的心肺适能和肌骨体适能成分采用 FITNESSGRAM® 进行测量。经过培训的研究人员根据 FITNESSGRAM® 操作手册对儿童进行了渐进性心血管有氧耐力跑(PACER)、仰卧起坐及俯卧撑测试。作为肌骨体适能的指标之一，握力是通过握力计 (Lafayette Instrument, Lafayette IN) 进行测量的，两只手3次测试的平均值作为最终成绩纳入分析。[⑤] 以 BMI 作为儿童 HRF 的身体成分指

① Metzler M. Instructional models for physical education[M]. Scottsdale: Holocomb Hathaway, 2005.

② Lane A P, Molina S L, Tolleson D A, et al. Developmental sequences for the standing long jump landing: A pre-longitudinal screening[J]. Journal of Motor Learning and Development, 2017, 6(1): 1−26; Stodden D F, Gao Z, Goodway J D, et al. Dynamic relationships between motor skill competence and health-related fitness in youth[J]. Pediatric Exercise Science, 2014, 26(3): 231−241.

③ Nesbitt D R, Molina S, Sacko R, et al. Examining the feasibility of supine-to-stand as a measure of functional motor competence[J]. Journal of Motor Learning and Development, 2018, 6(2): 1−34; Stodden D F, Langendorfer S J, Fleisig G S, et al. Kinematic constraints associated with the acquisition of overarm throwing part II: Upper extremity actions[J]. Research Quarterly for Exercise and Sport, 2006, 77(4): 428−436.

④ Barnett L M, Van Beurden E, Morgan P J, et al. Does childhood motor skill proficiency predict adolescent fitness?[J] Medicine & Science in Sports & Exercise, 2008, 40(12): 2137−2144.

⑤ Gao Z, Pope Z, Lee J E, et al. Impact of exergaming on young children's school day energy expenditure and moderate-to-vigorous physical activity levels[J]. Journal of Sport and Health Science, 2017, 6(1): 11−16.

标。身高和体重分别通过身高计和电子体重秤进行测量。这些测试的信效度在以往研究中都已经报告过。[①]2012 年 9 月进行了基线 MSC 和 HRF 测试，2013 年 5 月进行了干预后测试。

（四）数据分析

对研究对象的人口学信息进行了描述性统计。MSC 和 HRF 指标数据的缺失采用期望最大化法 (EM) 进行估算，但所有指标都缺失的研究对象被剔除。研究对 MSC 和 HRF 的所有指标得分都进行了标准化并转化为标准 t 分数（t 分数 = 50 + 10 × z 分数）。MSC 成绩得分按照移动技能和操控技能分别进行统计分析。移动技能得分是立定跳远和跳跃的平均 t 分数，而操控技能得分是踢球和投掷的平均 t 分数。至于 HRF，肌骨体适能得分是握力、仰卧起坐及俯卧撑的平均 t 分数。

采用了 t 检验（或配对 t 检验）对所有指标干预前后及干预组与对照组的差异性进行了分析。由于相关指标干预组与对照组基线水平的差异有统计学意义，所以把前后测的差值作为效果变量。采用多因素方差分析考察了干预对儿童 MSC 和 HRF 的时间效应。统计分析软件为 SPSS 20.0，显著水平为 $p < 0.05$。

三、结　果

由于存在随访后 MSC 和 HRF 数据的缺失 ($n=10$) 或异常值 ($n=1$)，有 11 名儿童在本研究中被排除。表 4–1 显示了基线儿童的人口学信息，儿童平均年龄为 8.27 岁。表 4–2 展示了儿童 MSC 和 HRF 的干预效果。结果显示，MSC 和 HRF 的组间与时间的交互作用有统计学意义：肌骨体适能，$F(1, 250) =38.33$，$p < 0.01$，$\eta^2 = 0.13$；BMI，$F(1, 250) =61.39$，$p < 0.01$，$\eta^2 = 0.20$；操控技能，$F(1, 250) = 6.77$，$p = 0.01$，$\eta^2 = 0.03$。然而，不管是基线还是干预后，对照组儿童的心肺适能都要高于干预组儿童 ($p<0.01$)。干预组和对照组儿童的心肺适能在干预期间的提升都有统计学意义 ($p < 0.01$)。同时，干预后干预组儿童 BMI 下降，对照组儿童 BMI 却上升。干预后，不论是对照组还是干预组，儿童操控技能都有所提升 ($p<0.01$)，但对照组比起干预组提高更多。虽然干预组和对照组的移动技能也都有提高，但是这种差异并没有统计学意义。

① Wind A E, Takken T, Helders P J M, et al. Is grip strength a predictor for total muscle strength in healthy children, adolescents, and young adults?[J] European Journal of Pediatrics, 2010, 169(3): 281–287.

表 4-1　研究对象屏前锻炼游戏干预前后人口学基本信息

变量	基线（干预前）			干预后		
	对照组 (n=115)	干预组 (n=135)	p‡	对照组 (n=115)	干预组 (n=135)	p‡
年龄（岁）	8.41(0.71)	8.14(0.67)	0.002	—	—	—
女生（人数）†	59(51.3)	70(51.9)	0.931	—	—	—
白种美国人（人数）†	69(60.0)	118(87.4)	<0.001	—	—	—
身高（厘米）	131.77(7.59)	129.46(6.83)	0.012	132.73(7.24)	132.80(7.19)	0.942
运动技能　体重（千克）	30.77(9.12)	31.69(8.69)	0.417	33.73(9.65)	32.95(9.72)	0.524
踢球（米/秒）	10.95(1.79)	11.06(2.46)	0.691	12.06(1.87)	11.84(1.92)	0.360
投掷（米/秒）	14.10(3.82)	14.55(3.35)	0.317	14.74(3.87)	14.48(3.69)	0.586
立定跳远(%)	0.93(0.15)	0.93(0.17)	0.979	0.93(0.15)	0.91(0.17)	0.390
跳跃(%)	0.64(0.12)	0.62(0.14)	0.190	0.67(0.12)	0.70(0.14)	0.124
健康体适能　有氧耐力跑（圈数）†	22.92(11.15)	14.04(7.08)	<0.001	26.87(13.24)	20.67(9.30)	<0.001
握力（千克）	13.90(2.96)	14.50(3.48)	0.143	12.86(3.66)	16.22(4.01)	<0.001
俯卧撑（人数）†	7.47(6.26)	6.24(6.07)	0.116	9.32(6.47)	8.65(6.23)	0.409
仰卧起坐（人数）†	34.60(26.57)	23.49(21.86)	<0.001	18.58(18.93)	21.33(19.65)	0.262
身体质量指数（千克/米²）	17.60(3.78)	18.72(3.67)	0.019	18.88(3.89)	18.42(3.87)	0.346

注：†：频数（百分比）；‡：连续变量采用 t 检验，而分类变量采用卡方检验。

表4-2 基线及干预后运动技能和健康体适能统计分析结果

测试		条件	基线t分数 X(SD)/名（占比/%）	干预后t分数 X(SD)/名（占比/%）	差值 X(SD)/名（占比/%）	F	p	η^2
运动技能	移动技能	干预组 (n=135)	49.34(7.23)	50.11(7.21)	0.77(4.64)	1.03	0.311	0.00
		对照组 (n=115)	49.77(6.68)	49.98(6.68)	0.20(4.16)			
	操控技能	干预组 (n=135)	49.02(9.21)	50.87‡(9.01)	1.85(5.51)	6.77	0.010	0.03
		对照组 (n=115)	48.20(8.45)	51.73e(8.66)	3.54(4.59)			
健康体适能	心肺适能	干预组 (n=135)	44.23†(6.33)	49.00‡(8.56)	4.77(6.40)	1.77	0.184	0.01
		对照组 (n=115)	52.21(9.95)	55.69†(11.84)	3.48(8.93)			
	肌骨体适能	干预组 (n=135)	49.37(6.74)	51.25‡(7.08)	1.88(5.19)	38.33	<0.001	0.13
		对照组 (n=115)	50.83(7.64)	48.30‡(6.08)	−2.53(6.08)			
	身体质量指数	干预组 (n=135)	50.81*(9.76)	50.01†(10.31)	−0.80(4.33)	61.39	<0.001	0.20
		对照组 (n=115)	47.83(10.06)	51.24‡(10.35)	3.41(4.12)			

注：基线或干预后的干预组与对照组各指标的比较采用 t 检验；*：较之对照组 $p<0.05$；†：较之对照组 $p<0.01$；‡：较之基线 $p<0.01$。

四、讨论与结论

作为一种激发并保持儿童体育活动动机和兴趣的创新技术和潜在工具,[1] 屏前锻炼游戏融入传统学校体育课程具有独特优势。[2] 然而,屏前锻炼游戏对儿童运动技能的作用还并不明确。本研究结果显示,较之传统学校体育课程,整合了屏前锻炼游戏的学校体育项目对儿童肌肉力量和 BMI 都有积极意义。产生这种作用的原因可能是:(1)融入了屏前锻炼游戏的体育课可能具有更多的轻度和中等强度的体力活动,从而改善了儿童的体重[3];(2)干预组中特定的屏前锻炼游戏(如 Wii Fit 和 Just Dance)可能提高了儿童的某些肌骨体适能。以往研究显示,基于 Wii 系统和控制器的游戏提升了儿童的握力。[4] 但对于屏前锻炼游戏是否有足够的运动强度来提高儿童的 HRF 还存有争议,[5] 甚至一些研究结果并不支持屏前锻炼游戏对提升儿童体适能或增进健康的作用。[6] 当然,另一些研究显示屏前锻炼游戏能改善儿童体重和增进心肺适能。[7] 这种不一致可能是由于屏前锻炼游戏场所(如实验室、家庭或学校)、游戏类型、持续时间

① Finco M D, Reategui E, Zaro M A, et al. Exergaming as an alternative for students unmotivated to participate in regular physical education classes[J]. International Journal of Game-Based Learning, 2015, 5(3): 1−10.

② Chukhlantseva N. Integration of active videogames in physical training of school students[J]. Education and Science, 2017(4): 14−20; Arajuo J G E, Batista C, Moura D L. Exergames in physical education: A systematic review[J]. Movimento, 2017, 23(2): 529−542.

③ Sween J, Wallington S F, Sheppard V, et al. The role of exergaming in improving physical activity: A review[J]. Journal of Physical Activity and Health, 2014, 11(4): 864−870.

④ Salem Y, Gropack S J, Coffin D, et al. Effectiveness of a low-cost virtual reality system for children with developmental delay: A preliminary randomised single-blind controlled trial[J]. Physiotherapy, 2012, 98(3): 189−195.

⑤ Kari T. Promoting physical activity and fitness with exergames:Updated systematic review of systematic reviews[M]. USA: IGI Global, 2017.

⑥ Gao Z. Fight fire with fire? Promoting physical activity and health through active video games[J]. Journal of Sport and Health Science, 2017, 6(1): 1−3; Norris E, Hamer M, Stamatakis E. Active video games in schools and effects on physical activity and health: A systematic review[J]. Journal of Pediatrics, 2016(172): 40−46.

⑦ Maddison R, Mhurchu C N, Jull A, et al. Active video games: The mediating effect of aerobic fitness on body composition[J]. International Journal of Behavioral Nutrition and Physical Activity, 2012(9): 54; Gao Z, Chen S, Pasco D, et al. A meta-analysis of active video games on health outcomes among children and adolescents[J]. Obesity Reviews, 2015, 16(9): 783−794.

及干预依从性不同。[①] 以往研究显示，以下因素对于强化儿童动机、提高儿童 HRF 具有重要作用：（1）现场有专业教师的监督，（2）适宜的组织行为管理，（3）体力活动项目具有多样性。[②] 因此，我们推测屏前锻炼游戏正是由于有足够的监督与能持续整合多种类型的体育活动才使得儿童在肌骨体适能方面有更多提升；而以往相关研究多数仅采用一种类型来施加干预。[③]

本研究关于儿童 MSC 的结果仅部分地支持了我们的假设。干预组儿童的移动技能并没有显示出干预效果，因此屏前锻炼游戏可能对儿童跳跃和立定跳远的作用微乎其微。然而，虽然效应量较小（$\eta^2 = 0.03$），但对照组的操控技能水平却有明显提高，所以传统体育课程在自然情境下可以让学生有更多的操控技能练习机会或时间。特别注意的是，没有 Wii 或 Xbox 游戏需要儿童实际地踢或扔，也不需要他们发挥投掷的最大水平（比如在 Wii 棒球游戏中，儿童主要使用肘伸和腕屈动作）。因此，屏前锻炼游戏中的虚拟游戏可能并不需要像传统练习中那样去执行动作并努力发展同样水平的技能。

本研究中，干预组儿童的踢球技能干预后提升了，但立定跳远技能却下降了。这似乎说明，比起提高踢球技能（操控技能），通过半结构化的屏前锻炼游戏来促进立定跳远（移动技能）的发展更具挑战性。事实上，近期的两项研究也显示了类似的结果。[④] 研究人员测试了 6 个 50 分钟的屏前锻炼游戏对 6—

---

① Christison A L, Evans T A, Bleess B B, et al. Exergaming for health: A randomized study of community-based exergaming curriculum in pediatric weight management[J]. Games for Health Journal, 2016, 5(6): 413−421; Naugle K E, Naugle K M, Wikstrom E A. Cardiovascular and affective outcomes of active gaming: Using the Nintendo Wii as a cardiovascular training tool[J]. The Journal of Strength & Conditioning Research, 2014, 28(2): 443−451; Foley L, Jiang Y N, Mhurchu C N, et al. The effect of active video games by ethnicity, sex and fitness: Subgroup analysis from a randomised controlled trial[J]. Interhational Jouenal of Behavioral Nutrition and Physical Activity, 2014(11): 46.

② Hardy L L, Hara B J, Rogers K, et al. Contribution of organized and nonorganized activity to children's motor skills and fitness[J]. Journal of School Health, 2014, 84(11): 690−696; Laitakari J, Vuori I, Oja P. Is long-term maintenance of health-related physical activity possible?: An analysis of concepts and evidence[J]. Health Education Research, 1996, 11(4): 463−477.

③ Sabel M, Sjolund A, Broeren J, et al. Effects of physically active video gaming on cognition and activities of daily living in childhood brain tumor survivors: A randomized pilot study[J]. Neuro-Oncology Practice, 2017, 4(2): 98−110; Gao Z. Motivated but not active: The dilemmas of incorporating interactive dance into gym class[J]. Journal of Physical Activity and Health, 2012, 9(6): 794−800.

④ Johnson T M, Ridgers N D, Hulteen R M, et al. Does playing a sports active video game improve young children's ball skill competence?[J] Journal of Science and Medicine in Sport, 2016(19): 432−436; Edwards J, Jeffrey S, May T, et al. Does playing a sports active video game improve object control skills of children with autism spectrum disorder?[J] Journal of Sport and Health Science, 2017, 6(1): 17−24.

10 岁儿童客观运动技能提升的有效性。他们不仅没有发现对照组和干预组在效果上有任何显著差异，也没有发现发育正常儿童和孤独症谱系障碍儿童的运动技能有任何改善。他们认为，屏前锻炼游戏的游戏特性可能不能提供足够的正确动作练习，而这正是发展运动技能所需要的。同样地，一项研究检测了 30 分钟任天堂 Wii 网球游戏对 7—12 岁儿童对侧手臂运动反应时间的影响，发现这种短时间的练习游戏并没有提高儿童的运动处理速度（反应时间）。[①] 反应时间可能与该研究中测量的物体操控技能没有直接关系，然而这是一个儿童物体操控技能如何应用于更高级运动技能场景的很好指标。

相反，其他研究表明，屏前锻炼游戏可能是一种可行且愉快的方法，可以改善小学生或发育异常儿童的运动技能。[②] 其中一项研究发现，8 周的屏前锻炼游戏干预对提高儿童物体操控技能是有效的。然而，在这种情况下，技能干预的有效性提高可能是由于选择了适宜的屏前锻炼游戏（例如迷你棒球游戏、保龄球及迷你足球游戏等），它们正好发展了六个目标控制技能，即扔、踢、接球、运球、滚球及打击等。基于以往这些研究，我们推测屏前锻炼游戏没有为儿童提供练习投掷和踢腿技能的机会可能是我们在当前研究中没有观察到儿童物体操控技能提高的原因之一。

另一个需要注意的重要问题可能是游戏玩耍的质量，豪伊（Howie）、阿尔伯特（Abbott）将屏前锻炼游戏（Xbox 360 和 Kinect）干预无法提高儿童运动协调能力归因于此。[③] 在这项针对儿童的家庭游戏干预研究中，他们提到了动机—结果平衡，即描述了自我选择的游戏如何增加儿童长时间玩耍的动机，但这种游戏玩耍的质量并不是提高运动技能所需要的。这项研究表明，找到一个挑战的点对每个儿童来说都很重要，使其能坚持玩游戏来提高运动技能。这与

① Pedersen S J, Cooley P D, Cruickshank V J. Caution regarding exergames: A skill acquisition perspective[J]. Physical Education and Sport Pedagogy, 2017, 22(3): 246−256.

② Page Z E, Barrington S, Edwards J, et al. Do active video games benefit the motor skill development of non-typically developing children and adolescents: A systematic review[J]. Journal of Science and Medicine in Sport, 2017, 20(12): 1087−1100; Vernadakis N, Papastergiou M, Zetou E, et al. The impact of an exergame-based intervention on children's fundamental motor skills[J]. Computer Education, 2015(83): 90−102.

③ Howie E K, Abbott R A, et al. Understanding why an active video game intervention did not improve motor skill and physical activity in children with developmental coordination disorder: A quantity or quality issue?[J] Research in Developnental Disabilities, 2017(60): 1−12.

我们的研究结果非常一致。本研究中的儿童可以较长时间玩高强度游戏来提高HRF，但却无法得到高质量的练习来提升物体控制技能。

在之前的研究中，我们考察了屏前锻炼游戏项目在增加儿童身体活动方面的效果，但没有观察到他们的身体活动水平有显著提高。[①] 然而，我们在本研究中观察到游戏对提高儿童 HRF 的显著影响。这两项研究结果不一致可能是由于以下几个原因：（1）儿童身体活动的测量仅限于在校时间，而不是 24 小时，这不能反映实际的每天身体活动的总水平；（2）儿童 HRF 的提高可能不是由于总身体活动水平提高，而是由于其他因素，如饮食摄入、基本代谢率和运动强度；（3）本研究中屏前锻炼游戏与体育相结合产生积极效果是有可能的。在这种情况下，体育教育可以提供屏前锻炼游戏所不能提供的机会，比单独的体育课或屏前锻炼游戏的干预效果更大。然而，还需要进一步的研究来探索潜在的交互作用。

本研究是在现实中进行的，考察了屏前锻炼游戏和传统体育课程相结合的效果，并将 HRF 和 MSC 作为结果变量，这是本研究的优点。然而，这项研究也有局限性。首先，我们的研究没有实施随机招募或随机分配，这限制了普遍性。其次，由于我们的干预同时包含体育课程和屏前锻炼游戏，因此很难定义屏前锻炼游戏对效果的独立作用。再次，柔韧性是 HRF 的组成部分之一，但并未包含在本研究中。此外，在我们的研究中还可能存在"霍桑效应"，教师和研究助理在测试时需要观察研究对象，但当儿童意识到自己被观察或干预时，可能会改变他们的行为（身体活动更努力）。此外，在基线测试中，作为对照组的儿童可能有一些动机问题，因为测试后的分数从基线直线下降。通过研究数据发现，很多在基线得分较高的儿童在后期测试中表现不佳，这可能影响了对照组的整体肌骨体适能得分。最后，在屏前锻炼游戏和体育课程中，没有收集有关能量消耗的信息。

由此，我们得出结论，与单纯的传统体育课相比，屏前锻炼游戏与传统体育课相结合对儿童的肌骨体适能和 BMI 的发展有显著的促进作用。考虑到屏前锻炼游戏在激发儿童对身体活动的兴趣和提高 HRF 方面的潜在益处，建议将屏

---

① Gao Z, Pope Z, Lee J E, et al. Impact of exergaming on young children's school day energy expenditure and moderate-to-vigorous physical activity levels[J]. Journal of Sport and Health Science, 2017, 6(1): 11–16.

前锻炼游戏部分整合到体育课中。然而，在进行屏前锻炼游戏时，还需要考虑屏前锻炼游戏的结构，这取决于项目的目标是提高身体活动水平、HRF，还是改善 MSC。如果实践人员只是在追求提高儿童的 MSC，传统的体育课可能是一个更好的选择。未来需要随机化和长期干预的研究设计。

第二节 学校屏前锻炼游戏对儿童身体活动与心肺适能的影响 [①]

一、背景与目的

儿童肥胖是一个重大的世界性公共卫生问题。[②] 这种流行病归因于身体活动不足和不良的饮食习惯，同时少数族裔儿童（如非洲裔美国人）最易肥胖。[③] 事实上，以往研究表明，得不到充分照护的少数族裔儿童比非西班牙裔白人儿童更有可能超重和肥胖。[④] 较高的儿童超重和肥胖率令人担忧，因为这会使这一人群在成年后更可能患心血管疾病、2 型糖尿病和其他非传染性慢性病。[⑤] 儿童时期定期参加体育活动在减少儿童今后患非传染性慢性疾病的风险方面发挥着关键作用。[⑥] 因此，需要创新有效的干预措施，以促进儿童的身体活动和提高他们的身体素质，减少和预防儿童特别是服务不足的少数族裔儿童的超重和肥胖问题。

尽管非运动类电子游戏有潜在的负面生理健康影响（如肥胖），但屏前锻

---

① 本节主要结果已发表在《国际环境研究与公共健康期刊》，作者：叶孙岳、Zachary C. Pope、Jung Eun Lee、高赞。

② Hernandez R G, Marcell A V, Garcia J, et al. Predictors of favorable growth patterns during the obesity epidemic among US school children[J]. Clinical Pediatrics, 2015, 54(5): 458−468; Ji C Y, Cheng T O. Epidemic increase in overweight and obesity in Chinese children from 1985 to 2005[J]. International Journal of Cardiology, 2009, 132(1): 1−10.

③ Ross S E, Flynn J I, Pate R R. What is really causing the obesity epidemic?: A review of reviews in children and adults[J]. Journal of Sports Sciences, 2016, 34(12): 1148−1153.

④ Ogden C L, Carroll M D, Curtin L R, et al. Prevalence of high body mass index in US children and adolescents, 2007−2008[J]. JAMA, 2010, 303(3): 242−249; Flores G, Fuentes-Afflick E, Barbot O, et al. The health of Latino children: Urgent priorities, unanswered questions, and a research agenda[J]. Prediatric Research, 2002, 51(4): 174a.

⑤ Wei J N, Li H Y, Sung F C, et al. Obesity and clustering of cardiovascular disease risk factors are associated with elevated plasma complement C3 in children and adolescents[J]. Prediatric Diabetes, 2012, 13(6): 476−483.

⑥ Engelen L, Gale J, Chau J Y, et al. Who is at risk of chronic disease? Associations between risk profiles of physical activity, sitting and cardio-metabolic disease in Australian adults[J]. Australian and New Zealand Journal of Public Health, 2017, 41(2): 178−183.

炼游戏有可能助力儿童形成更为健康的生活方式。[①] 屏前锻炼游戏是指在游戏过程中需要部分或全身动作的电子游戏，参与者的身体实际上就是控制器。[②]在过去的十年中，屏前锻炼游戏的技术进步带来了新的互动锻炼策略的发展，并影响了屏前锻炼游戏对人身体活动干预的质量。[③] 鉴于这些技术的进步，学校的屏前锻炼游戏越来越多地被作为一种创新和有趣的方法来促进儿童的身体活动。[④] 具体来说，屏前锻炼游戏利用了儿童对与电脑和视频互动的兴趣，结合互动锻炼设备和活动，可促进儿童运动或身体活动。例如，"舞蹈革命"（Dance Dance Revolution, DDR）结合了需要快速运动的真实的身体舞蹈与充满活力的音乐和视觉游戏元素，以引起儿童的兴趣和促进身体活动达到保持健康所需的强度。[⑤]

已有研究表明，屏前锻炼游戏对促进儿童身体活动和心肺适能（cardiorespiratory fitness, CRF）有积极效应。[⑥] 例如，10—14岁儿童玩屏前锻炼游戏（如拳击、棒球及跳舞毯等）时短时间内运动强度可达到轻度到中度传统体育活动（如散步、跳绳和慢跑）。[⑦] 此外，研究认为，屏前锻炼游戏的能量消耗与10—13岁儿童中等强度的步行相当。然而，需要指出的是，这些研究主要是在基于实验室的环境中进行的，限制了这些发现推广到其他真实环境中，例如，基于学校的屏前锻炼游戏项目。[⑧] 同样值得注意的是，这些研究通

① Biddiss E, Irwin J. Active video games to promote physical activity in children and youth: A systematic review[J]. Archives of Pediatrics and Adolescent Medicine, 2010, 164(7): 664–672.

② Zeng N, Gao Z. Exergaming and obesity in youth: Current perspectives[J]. International Journal of General Medicine, 2016(9): 275–284.

③ Gao Z, Podlog L, Huang C Q. Associations among children's situational motivation, physical activity participation, and enjoyment in an active dance video game[J]. Journal of Sport and Health Science, 2013, 2(2): 122–128.

④ Gao Z, Hannon J C, Newton M, et al. Effects of curricular activity on students' situational motivation and physical activity levels[J]. Research Quarterly for Exercise and Sport, 2011, 82(3): 536–544.

⑤ Murphy E C S, Carson L, Neal W, et al. Effects of an exercise intervention using Dance Dance Revolution on endothelial function and other risk factors in overweight children[J]. International Journal of Pediatriv Obesity, 2009, 4(4): 205–214.

⑥ Kari T. Promoting physical activity and fitness with exergames: Updated systematic review of systematic reviews[M]. USA: IGI Global, 2017.

⑦ Maddison R, Mhurchu C N, Jull A, et al. Energy expended playing video console games: An opportunity to increase children's physical activity?[J] Pediatric Exercise Science, 2007, 19(3): 334–343.

⑧ Graf D L, Pratt L V, Hester C N, et al. Playing active video games increases energy expenditure in children[J]. Pediatrics, 2009, 124(2): 534–540.

常只包括小样本的非西班牙裔白人儿童。如前所述，与非西班牙裔白人儿童相比，少数族裔儿童健康状况较差，[①] 对于这些服务不足的人群，基于学校的屏前锻炼游戏干预提供了一种潜在可行的身体活动和健康促进方法。尽管一项为期9个月的以学校为基础的项目表明其改善了拉丁裔儿童的心肺适能，但关于屏前锻炼游戏对这些缺乏照料儿童的身体活动和健康的长期影响的研究却很少。[②]

因此，本研究的目的是探讨基于学校的屏前锻炼游戏干预对服务不足的少数族裔儿童身体活动和心肺适能的长期影响。我们假设，与接受常规活动的对照组儿童相比，接受8个月屏前锻炼游戏干预的儿童会表现出更多的中高强度身体活动、轻体力活动、CRF提高，以及久坐行为减少。本研究可以回答这样一个问题，即学校屏前锻炼游戏项目是否可以有效地提高身体活动水平和CRF，以及哪些因素对它的有效性影响最大，尤其是对社会经济地位较低的儿童来说。

二、方 法

（一）对象和研究场所

从2014年到2015年，来自明尼苏达州两所城市小学的81名四年级学生（42名男生、39名女生；平均年龄9.23±0.62）参与了这项研究。鉴于学区位置限制，我们采用纵向准实验重复测量设计，以学校为单位随机选择一所学校进行干预，另一所学校为对照组。两所学校都属于类型I学校，即超过50%的儿童能获得免费或打折的早餐和午餐。这两所学校的学生中，非洲裔美国人最多（54.3%），其次是非西班牙裔白人（30.9%）、西班牙裔美国人（4.9%）、亚裔美国人（4.9%）、印第安人（1.2%）、其他（3.8%）。在研究开始之前，获得了大学审查委员会和学区的批准；在收集数据之前得到了父母和儿童的同意。此外，所有研究程序都符合研究所和/或国家研究委员会的标准、《赫尔辛基宣

① Ogden C L, Carroll M D, Curtin L R, et al. Prevalence of high body mass index in US children and adolescents, 2007–2008[J]. JAMA, 2010, 303(3): 242–249.

② Gao Z, Hannan P, Xiang P, et al. Video game-based exercise, Latino children's physical health, and academic achievement[J]. Amercian Journal of Preventive Medicine, 2013, 44(3): s240–s246.

言》及其后来的修正案和相关伦理标准。[1]

（二）测 量

身高、体重和身体质量指数。使用 Seca 测量仪测量身高，精确到 0.5 厘米；使用 Detecto 体重秤测量体重，精确到 0.1 千克；身体质量指数是指体重（千克）除以身高（米）的平方。然后，根据儿童的性别和年龄，将这些计算值转换为标准百分位数。

身体活动。使用 ActiGraph GT3X+ 加速度计评估儿童的 MVPA、LPA 和 SB 持续时间。加速度计是一种小型设备，通过分析个人身体活动的三维加速度数据来测量。ActiGraph 加速度计在儿童的身体活动评估中是有效、可靠的，[2] 以往研究通常使用这些设备来评估儿童在屏前锻炼游戏期间的身体活动水平。[3] 加速度计由训练有素的研究助理使用弹性带放置在儿童右髋关节上髂嵴水平处。值得注意的是，基于经验的切点（计数 / 分）被用于分析身体活动数据（ MVPA ≥ 2296，LPA = 101—2295，SB = 0—100 ）。根据测试指南，儿童在基线、干预中期 (4 个月) 和干预后 (8 个月) 分别佩戴加速度计 3 天，若数据丢失则继续随访补上，以确保有效性和身体活动数据完整。所有身体活动数据在 ActiLife 验证，并将其截短以适应儿童的上学时间 (6 小时 20 分钟)。

心肺适能。在本研究中，儿童的半英里跑 (half-mile run，HMR) 时间被作为 CRF 指标。研究助理在每个学校体育馆中测量 HMR，以避免天气和地形造成的混杂因素，并且研究助理与儿童按照 1 ：1 的比例进行测量。

（三）过 程

儿童在到达学校后，由训练有素的研究助理为其佩戴 ActiGraph 加速度计。接下来，在教师的同意下，儿童接连被带出教室，在一个单独的私密房间里进行身高和体重测量。这些测量花了不到两分钟，并在儿童阅读时间进行，以避免与任何课程冲突。CRF 测量在儿童体育课期间完成，研究助理在儿童到达体

---

① Assoc W M. World Medical Association Declaration of Helsinki: Ethical principles for medical research involving human subjects[J]. JAMA, 2013, 310(20): 2191-2194.

② Evenson K R, Catellier D J, Gill K, et al. Calibration of two objective measures of physical activity for children[J]. Journal of Sports Sciences, 2008, 26(14): 1557-1565.

③ Zeng N, Gao X Y, Liu Y L, et al. Reliability of using motion sensors to measure children's physical activity levels in exergaming[J]. Journal of Clinical Medicine, 2018, 7(5): 268.

育馆之前测量 HMR。儿童以 6—8 人为一组完成了 CRF 测试，以确保研究助理能够以 1 : 1 的比例跟踪测量儿童 CRF，从而保证计时的准确性。

在整个学年中，干预组学校的儿童每周在课间进行一次 50 分钟的屏前锻炼游戏，而对照组学校的儿童继续进行常规课间活动，例如，在操场或教室外进行非结构性游戏，或根据天气情况在体育馆进行。具体来说，在干预组学校的一个大教室里设置了 9 个屏前锻炼游戏站，每个站点都配备了 Xbox 360 或任天堂 Wii。游戏包括但不限于 Just Dance、Wii Fit 和 Kinect Sports。每个站点可同时容纳 2 个儿童玩游戏，在整个过程中儿童每 10 分钟轮换一次站点。转换过程不到 1 分钟，确保儿童能够玩到大多数游戏，同时也保持了儿童对玩游戏的兴趣。这些课程最初由研究助理负责，之后学校的一名工作人员开始自主实施这个项目，因为屏前锻炼游戏项目本身没什么压力。干预组学校和对照组学校提供的所有其他身体活动机会都具有可比性，没有在上学前或放学后提供其他与身体活动相关的项目。

（四）统计分析

首先，计算基线、干预中和干预后儿童人口学特征和结果变量的频率和均值/标准差。用期望最大化法估算缺失数据。[①] 对干预组和对照组之间的所有结果变量基线差异进行了计算，连续变量采用 t 检验，分类变量采用卡方检验。采用年龄和种族作为协变量的两因素重复测量协方差分析，以考察两所学校间 SB、LPA、MVPA 和 CRF 随时间的差异（受试者间因素：组；受试者内因素：时间）。所有统计分析均使用 SPSS 20.0 进行，显著性水平为 $p < 0.05$。

三、结 果

最终分析了 81 名儿童。基线比较显示，对照组的年龄、身高和非洲裔美国儿童数量等显著低于干预组（见表 4-3）。此外，与干预组相比，对照组的 SB 显著高于干预组，但 MVPA 和 CRF 显著低于干预组（见表 4-4）。

---

① Luczynska G, Pena-Pereira F, Tobiszewski M, et al. Expectation-Maximization model for substitution of missing values characterizing greenness of organic solvents[J]. Molecules, 2018, 23(6): 1292.

表 4-3 屏前锻炼游戏干预（身体活动）儿童人口学信息

变量		干预组 (n = 36)	对照组 (n = 45)	p*
年龄（岁）		9.42 (0.77)	9.09 (0.42)	0.017
性别	男 (n /%)	20 (55.6)	22 (48.9)	0.551
	女 (n /%)	16 (44.4)	23 (51.1)	
种族	非洲裔美国人 (n /%)	30 (83.3)	14 (31.1)	<0.001
	非西班牙裔美国人 (n /%)	3 (8.3)	22 (48.9)	
	其他 (n /%)	3 (8.4)	9 (20.0)	
身高（厘米）		141.69 (6.84)	136.09 (7.53)	0.001
体重（千克）		39.72 (9.15)	37.02 (10.21)	0.219
身体质量指数（千克 / 米^2）		19.62 (3.52)	19.78 (4.21)	0.856
BMI 百分位数（%）		70.00 (28.33)	69.32 (28.16)	0.848

注：*连续变量采用 t 检验，分类变量采用卡方检验。

时间与组别交互作用有统计学意义的是 LPA，$F(1, 79) = 7.82$，$\eta^2 = 0.09$，$p < 0.01$；MVPA，$F(1, 79) = 4.58$，$\eta^2 = 0.06$，$p < 0.05$（见表 4-4）。具体来说，干预组儿童的 MVPA 随时间增加（+12.70 分钟），而控制组儿童只有轻微的改善（+2.25 分钟）。对照组儿童的 LPA 随时间增加（+15.32 分钟），而干预组儿童的 LPA 则小幅下降（–5.07 分钟）。然而，SB 或 CRF 的时间与组别无显著交互作用（$p > 0.05$）。简而言之，两组儿童干预期间 SB 均有所下降（干预组：–7.63 分钟；对照组：–17.59 分钟），但 CRF 水平也下降（干预组：+46.73 秒；控制组：+61.60 秒）。

表 4-4 身体活动与心肺适能的描述性信息及重复测量协方差分析

组别		身体活动和心肺适能			
		SB 时间（分 / 天）	LPA 时间（分 / 天）	MVPA 时间（分 / 天）	CRF（秒）
干预组	基线	796.44 (80.08)	266.85 (63.46)	76.71 (21.95)	368.78 (64.62)
	干预中	815.59 (76.28)	249.41 (52.74)	74.99 (28.78)	393.62 (58.08)
	干预后	788.81 (73.07)	261.78 (49.16)	89.41 (29.43)	415.51 (113.83)
对照组	基线	826.86 * (56.93)	251.32 (46.85)	61.83 † (17.23)	325.11 * (85.00)
	干预中	832.73 (68.53)	258.57 (57.57)	48.69 (15.14)	371.60 (71.00)
	干预后	809.27 (64.05)	266.64 (51.60)	64.08 (18.00)	386.71 (97.01)

续表

组别	身体活动和心肺适能			
	SB 时间（分/天）	LPA 时间（分/天）	MVPA 时间（分/天）	CRF（秒）
F	1.98	7.82	4.58	0.89
p	0.14	0.001	0.012	0.412
η^2	0.03	0.09	0.06	0.01

注：$*$：$p < 0.05$；$\dagger$：$p < 0.01$；基线干预组与对照组的比较采用 t 检验；模型以年龄和种族作为协变量。

四、讨论与结论

本研究结果显示，经过一学年(8 个月) 的干预，基于学校的屏前锻炼游戏可以增加 MVPA。这是一个值得关注的研究结果，因为研究表明屏前锻炼游戏较之通常的体育活动使得儿童在校期间的 MVPA 有更大幅度的增长。[1] 这些观察结果表明，以学校为基础的屏前锻炼游戏项目可能是一种可行的方式，可以提高弱势少数族裔儿童的身体活动水平。

以往研究也支持了我们关于屏前锻炼游戏干预对儿童轻度至中度身体活动水平有积极影响的结论。[2] 因为以往的研究观察到屏前锻炼游戏的趣味，[3] 所以这种积极影响可能归因于儿童内在动机的提高，虽然并不能判断儿童的快乐是否可以持续。[4] 我们的研究表明，一个以学校为基础的屏前锻炼游戏项目即提供几个站点和游戏选项，可以维持儿童在整个学年的学习积极性。这些结果也表明，屏前锻炼游戏可能是提高那些身体活动机会较少的少数族裔儿童身体活动

---

[1]　Lopez-Sanchez G F, Diaz-Suarez A, Radziminski L, et al. Effects of a 12-week-long program of vigorous-intensity physical activity on the body composition of 10- and 11-year-old children[J]. Journal of Human Sport and Exercise, 2017, 12(1): 236−245; Skrede T, Stavnsbo M, Aadland E, et al. Moderate-to-vigorous physical activity, but not sedentary time, predicts changes in cardiometabolic risk factors in 10-y-old children: The active smarter kids study[J]. Amercian Journal of Clinical Nutrition, 2017, 105(6): 1391−1398; Elmesmari R, Reilly J J, Martin A, et al. Accelerometer measured levels of moderateto-vigorous intensity physical activity and sedentary time in children and adolescents with chronic disease: A systematic review and meta-analysis[J]. PLoS ONE, 2017, 12(6): e0179429.

[2]　Viana R B, Vancini R L, Vieira C A, et al. Profiling exercise intensity during the exergame Hollywood Workout on XBOX 360 Kinect®[J]. PeerJ, 2018(6): e5574; Peng W, Crouse J C, Lin J H. Using active video games for physical activity promotion: A systematic review of the current state of research[J]. Health Education & Behavior, 2013, 40(2): 171−192.

[3]　Gao Z, Podlog L, Huang C Q. Associations among children's situational motivation, physical activity participation, and enjoyment in an active dance video game[J]. Jouenal of Sport and Health Science, 2013, 2(2): 122−128.

[4]　Sun H C. Impact of exergames on physical activity and motivation in elementary school students: A follow-up study[J]. Journal of Sport and Health Science, 2013, 2(3): 138−145.

水平的一种可行方法。另一项为期6周的干预研究也表明，屏前锻炼游戏对于生活在受贫困影响的社区的少数族裔儿童提高其身体活动水平可能是一种可行的方式。① 如前所述，得不到充分服务的少数族裔儿童相比白人儿童更有可能缺乏体育活动，在成年后也更易患肥胖症和其他慢性疾病。因此，屏前锻炼游戏作为一种相对成本较低的身体活动工具和策略，可能是激励和增加少数族裔儿童身体活动的可行选择。当然，还需要更多的研究来进一步验证这些结果。

有趣的是，本研究表明，在以学校为基础的屏前锻炼游戏干预过程中，儿童的LPA时间可能会被MVPA取代。鉴于12个提供不同游戏的训练站能维持儿童游戏的动机和兴趣，目前的屏前锻炼游戏干预可能促使儿童的身体活动水平提高。② 然而，两组干预中儿童久坐行为增加的原因尚不清楚。一种解释是，这些变化可能是由于身体活动存在季节性波动，例如，在寒冷的冬季，身体活动减少，特别是户外身体活动。事实上，以往的研究已经表明，在冬季，身体活动会减少而久坐行为增加。由于本研究是在美国明尼苏达州进行的，那里冬季的气温对儿童的户外活动机会有显著影响，这种解释具有一定的合理性。

本研究与以往研究结果类似，都没有观察到屏前锻炼游戏对CRF的积极影响。一篇综述文献认为，虽然屏前锻炼游戏具有令人愉快的性质和增加轻度至中度身体活动的能力，但目前的证据并不支持屏前锻炼游戏有提高CRF的能力。屏前锻炼游戏的典型运动水平不足以满足儿童每天60分钟MVPA的要求。尽管一项研究表明少数族裔青少年（10—15岁，50%超重或肥胖）对屏前锻炼游戏非常感兴趣，并且屏前锻炼游戏可提高他们的CRF。③ 多项研究结果认为，轻到中度的身体活动可能不足以提高儿童的CRF，并且儿童的有效身体活动剂量（即身体活动强度 × 持续时间）可能远高于成人。④ 因此，在维持儿童对屏前锻炼游戏兴趣的同时，能促进其每周进行几次更剧烈运动的游戏可能

① Flynn R M, Staiano A E, Beyl R, et al. The influence of active gaming on cardiorespiratory fitness in Black and Hispanic youth[J]. Journal of School Health, 2018, 88(10): 768−775.

② Viana R B, Vancini R L, Vieira C A, et al. Profiling exercise intensity during the exergame Hollywood Workout on XBOX 360 Kinect (R)[J]. PeerJ, 2018(6): e5574.

③ Parikh T, Stratton G. Influence of intensity of physical activity on adiposity and cardiorespiratory fitness in 5−18 year olds[J]. Sports Medicine, 2011, 41(6): 477−488.

④ Edwards J, Jeffrey S, May T, et al. Does playing a sports active video game improve object control skills of children with autism spectrum disorder?[J] Journal of Sport and Health Science, 2017, 6(1): 17−24.

是未来基于学校的屏前锻炼游戏项目研究的重点。具体来说，由于少数族裔儿童认为屏前锻炼游戏是一种可以接受的提高他们心肺适能和身体活动水平的方法，因此如果学校能够提供更多的屏前锻炼游戏机会，他们可能会受到有效影响。例如，屏前锻炼游戏不仅可以在课间休息时进行，还可以在课前、课后，甚至体育课中进行。由于这些儿童持续地暴露于愉快和有趣的身体活动环境中，参与身体活动的态度和动机可能会转移到其他运动模式。然而，应该注意的是，在室内进行的屏前锻炼游戏可能会干扰室外或半结构化的游戏时间。因此，在恶劣的天气条件下，或者在人员和物资短缺而不能从事非组织的户外活动时，让儿童玩屏前锻炼游戏或许是明智的。

　　本研究主要优点有以下几个：（1）长期干预（约8个月），（2）使用多个屏前锻炼游戏站开展多种游戏活动，（3）以服务不足的少数族裔儿童为样本，（4）利用加速度计进行身体活动水平的评估。然而，本研究也有一些局限性。首先，仅在学校层面随机化，而不是个人层面。虽然由于学校限制个人层面的随机化，但是今后的研究可能会考虑学校区域内的个人层面随机化。其次，本研究未对儿童的校外身体活动水平进行测量。值得注意的是，尽管最近的一项研究显示儿童在 HMR 中的表现与是否参加校外组织的身体活动没有显著相关性，[①] 但上学前和放学后不同的身体活动水平可能会导致儿童 CRF 的变化。最后，虽然 HMR 是在实际场地环境下对儿童 CRF 的有效测试，但测试结果可能受到儿童动机水平的影响。因此，今后研究应鼓励采用更可靠的指标（如心肺协调性）来反映心肺变化。[②]

　　从长期来看，实施基于学校的屏前锻炼游戏可使少数族裔儿童的中高强度身体活动增加，久坐行为减少。这个结果弥补了基于学校的屏前锻炼游戏项目对儿童身体活动和心肺适能的长期影响的研究文献不足的缺陷。然而，当寻求在服务不足的学校实施基于学校的屏前锻炼游戏项目时，我们也应该时刻铭记

---

① Chen W Y, Hammond-Bennett A, Hypnar A, et al. Health-related physical fitness and physical activity in elementary school students[J]. BMC Public Health, 2018(18): 195.

② Balague N, Gonzalez J, Javierre C, et al. Cardiorespiratory coordination after training and detraining: A principal component analysis approach[J]. Front in Physiology, 2016(7): 35; Garcia-Retortillo S, Javierre C, Hristovski R, et al. Cardiorespiratory coordination in repeated maximal exercise[J]. Front in Physiology, 2017(8): 387; Garcia-Retortillo S, Gacto M, Leary T J, et al. Cardiorespiratory coordination reveals training-specific physiological adaptations[J]. European Journal of Applied Physiology, 2019, 119(8): 1−9.

开展屏前锻炼游戏而没有非结构化户外活动的潜在负面影响。最后，需要更多采用严格设计的研究，以探索如何改进以学校为基础的屏前锻炼游戏项目，以更好地促进儿童的心肺适能。

第五章

儿童青少年屏前久坐行为的干预效果、策略及展望^①

　　屏前久坐行为与儿童青少年身心健康密切相关，是运动健康与公共卫生研究的新兴领域。然而，在国内有关屏前久坐行为的干预研究还处于起步阶段，相关干预研究缺乏健康行为理论的支撑，或仅以学校健康教育为主，父母实际参与不足，干预效果较差。本书试图基于 Web of Science、PubMed 及中国知网等数据库检索出来的相关重要文献，从干预场所、策略与方法等方面，对现有国际上屏前久坐行为的干预研究进行述评，并探讨目前该研究领域的不足之处，为国内进一步深入研究儿童青少年屏前久坐行为的干预提供参考。现有研究显示，对儿童青少年屏前久坐行为的干预虽然效应量较小但总的来看有积极作用，包括屏前久坐行为减少和身体健康状况改善。在干预场所方面，虽然以往研究显示学校的干预效果较好，但最新研究显示家庭特别是父母的深度参与/配合以及家庭的社会性、物理性环境塑造的重要性，这里说的塑造包括提升父母社会支持度和引入物理调控手段（如安装监控器和移走卧室电视机等）。而对于年龄较小的学龄前儿童，社区/诊所的咨询干预也非常有效。在具体措施与方法方面，今后的干预研究需基于更系统的行为理论框架（如社会生态学模型）和行为转变技术，充分融合家庭、学校及社区各方，发挥新兴技术的积极作用，针对所有屏前久坐行为特别是基于手机、平板电脑等新兴屏前久坐行为实施高效、持久的干预，最大限度地减少屏前久坐行为时间。

---

① 本章主要结果已发表在《中国公共卫生》，作者：叶孙岳。

第一节　基于不同场所的屏前久坐行为干预效果

随着社会经济发展和科技进步，儿童青少年的生活、学习方式也发生着剧烈变化，这导致他们常处于"静坐少动"的状态，如在屏前时间过长及体力活动不足等。[①] 屏前久坐行为是现代"静坐少动"的典型代表。据研究，美国儿童青少年屏前久坐行为时间过长（>2 时 / 天）的发生率已高于 80%。[②] 随着手机等的广泛流行，我国儿童青少年屏前久坐行为也呈上升态势。[③] 此外，过多的屏前久坐行为不仅与肥胖、较低体适能、抑郁及心血管疾病等密切相关，而且这种关系还独立于体育锻炼水平。[④] 同时，儿童青少年时期形成的屏前久坐行为习惯较之体育锻炼行为延续到成年的概率更高。[⑤] 因此，世界卫生组织、西方发达国家（如美国和澳大利亚等）及中国的相关专业机构（如儿童医学学会）都发布了儿童青少年屏前久坐行为指南或倡议。虽然，新近系统综述认为针对儿童青少年屏前久坐行为的干预总体上有效，[⑥] 但是不同场所的干预效果却存在一定程度的差异，而且相关高质量的研究证据依然不足。[⑦] 因此，本节拟从家庭、学校和社区三个方面进行述评。

---

① Tremblay M S, Aubert S, Barnes J D, et al. Sedentary Behavior Research Network (SBRN)—Terminology Consensus Project process and outcome[J]. International Journal of Behavioral Nutrition and Physical Activity, 2017(14): 75; 叶孙岳 . 静态行为流行病学研究进展 [J]. 中国公共卫生 , 2016, 32(3): 402−405.

② Herrick K A, Fakhouri T H, Carlson S A, et al. TV watching and computer use in U.S. youth aged 12−15, 2012[J]. NCHS Data Brief, 2014(157): 1−8.

③ 江小小 . 中国城市儿童青少年闲暇静态行为研究 [D]. 上海 : 复旦大学，2014.

④ Robinson S, Daly R M, Ridgers N D, et al. Screen-based behaviors of children and cardiovascular risk factors [J]. The Journal of Pediatrics, 2015, 167(6): 1239−1245; Gunnell K E, Flament M F, Buchholz A, et al. Examining the bidirectional relationship between physical activity, screen time, and symptoms of anxiety and depression over time during adolescence[J]. Preventive Medicine, 2016(88): 147−152.

⑤ Smith L, Gardner B, Hamer M. Childhood correlates of adult TV viewing time: A 32-year follow-up of the 1970 British cohort study[J]. Journal of Epidemiology Community Health, 2015(69): 309−313.

⑥ Biddle S J H, Petrolini I, Pearson N. Interventions designed to reduce sedentary behaviours in young people: A review of reviews[J]. British Journal of Sport Medicine, 2014, 48(3): 182−186; Buchanan L R, Rooks-Peck C R, Finnie R K C, et al. Reducing recreational sedentary screen time: A community guide systematic review[J]. American Journal of Preventive Medicine, 2016, 50(3): 402−415.

⑦ Altenburg T M, Kist-van H J, Chinapaw M J M. Effectiveness of intervention strategies exclusively targeting reductions in children's sedentary time: A systematic review of the literature[J]. International Journal of Behavioral Nutrition and Physical Activity, 2016, 13(1): 65.

一、基于家庭的干预

由于儿童青少年花费在屏前久坐行为的时间主要集中在居家期间特别是双休日，所以以往很多研究是基于家庭开展的。从屏前久坐行为的类型来看，看电视长期以来占据了儿童青少年屏前久坐行为的大部分时间，也常作为干预的主要行为对象。在限制电视观看的家庭干预措施中，得到较多研究的是电视机闭锁装置，但研究结果却存在不一致。一项研究显示电视机闭锁装置可显著减少看电视时间，但另两项研究却显示干预组与对照组组间的差异没有统计学意义。[1] 部分研究人员通过系统梳理文献认为，家庭中父母的参与程度与儿童青少年屏前久坐行为干预的成败有较大关联，其可能对干预成功与否起决定性作用。[2] 高赞提出可以通过在家庭中引入新兴技术如运动型电子游戏等方式来提升体育锻炼水平对抗肥胖、屏前久坐行为等。[3] 有两项研究结果显示，运动型电子游戏能降低传统的电子游戏时间或屏前久坐行为时间。[4] 另一项研究显示，虽然运动型电子游戏能改善身体成分，但并不能有效降低屏前久坐行为时间。[5]但是总体上来看，虽然不同的研究结果有所差异而且效应量较小，但基于家庭的儿童青少年屏前久坐行为干预有一定的积极作用且在减少零食摄入和降低身体质量指数等方面也有积极意义。然而，这部分干预研究主要以减少电视观看时间为靶点，而以其他类型屏前久坐行为作为靶点的干预研究较少；而且，这些干预持续时间一般不长（小于 6 个月），并以城镇人群为主，此外，还可能

---

[1]　Ni Mhurchu C, Roberts V, Maddison R, et al. Effect of electronic time monitors on children's television watching: pilot trial of a home-based intervention[J]. Preventive Medicine, 2009, 49(5): 413−417; Todd M K, Reis-Bergan M J, Sidman C L, et al. Effect of a family-based intervention on electronic media use and body composition among boys aged 8−11 years: A pilot study[J]. Journal of Child Health Care, 2008, 12(4): 344−358; Wang Z, Brownell E. Household obesity prevention: Take action—A group-randomized trial[J]. Obesity, 2013, 21(2): 217−217.

[2]　Marsh S, Foley L S, Wilks D C, et al. Family-based interventions for reducing sedentary time in youth: A systematic review of randomized controlled trials[J]. Obesity Reviews, 2014, 15(2): 117−133.

[3]　Gao Z. Fight fire with fire?: Promoting physical activity and health through active video games[J]. Journal of Sport and Health Science, 2017, 6(1): 1−3.

[4]　Ni Mhurchu C, Maddison R, Jiang Y, et al. Couch potatoes to jumping beans: A pilot study of the effect of active video games on physical activity in children[J]. The International Journal of Behavioral nutrition and Physical Activity, 2008(5): 8; Maloney A E, Bethea T C, Kelsey K S, et al. A pilot of a video game (DDR) to promote physical activity and decrease sedentary screen time[J]. Obesity (Silver Spring), 2008, 16(9): 2074−2080.

[5]　Maddison R, Foley L, Ni Mhurchu C, et al. Effects of active video games on body composition: A randomized controlled trial[J]. Amercian Journal of Clinical Nutrition, 2011, 94(1): 156−163.

存在"代偿"效应，即看电视时间虽有所减少但其他屏前久坐行为如电脑使用时间增加。

二、基于学校的干预

由于绝大部分儿童青少年（一般年龄在6—17岁）还处于学习阶段，在校时间长并且教师对他们的行为可产生较大影响，因此已有儿童青少年屏前久坐行为干预措施的具体实施多数在学校相关场所，而且样本量也往往较大。学校主要通过专人或教师开设课程或讲座等形式对目标学生进行健康教育并辅以家长不同程度的参与，如家庭任务、行为反馈、目标达成奖励等，以提升学生对屏前久坐行为危害的认知、提高其改变行为的自我效能，从而达到行为的最终转变。以往基于学校场所的研究结果并不一致，部分研究达到了减少屏前久坐行为时间的目的但有些减少幅度并没有统计学意义。[①] 同时，研究显示不同的屏前久坐行为（如看电视和使用电脑）可能对干预措施的敏感性不一样，家长报告与儿童青少年自我报告的屏前久坐行为时间也存在不一致。[②] 多数研究的目的和结果变量不仅仅局限于屏前久坐行为，而是把屏前久坐行为仅仅作为干预的中间变量（如结局变量为肥胖）或次要变量进行研究。这也可能是其干预效果不理想的原因之一。此外，一项新近的大样本人群真实环境干预研究显示，儿童青少年参加上学前、午休期间、放学后的校内体育锻炼计划可有效减少屏前久坐行为时间。[③] 该研究还进一步显示，学校应该在减少儿童青少年屏前久坐行为的过程中起到关键作用，这不仅是因为儿童青少年在校时间长，还因为花更多时间在多样的体育锻炼时他们的屏前久坐行为时间也会相应减少。因此，如

---

① Salmon J, Jorna M, Hume C, et al. A translational research intervention to reduce screen behaviours and promote physical activity among children: Switch-2-Activity[J]. Health Promotion International, 2011(26): 311−321; Salmon J, Ball K, Hume C, et al. Outcomes of a group-randomized trial to prevent excess weight gain, reduce screen behaviours and promote physical activity in 10-year-old children: Switch-play[J]. International Journal of Obesity, 2008(32): 601−612; Fitzgibbon M L, Stolley M R, Schiffer L A, et al. Hip-hop to health Jr. obesity prevention effectiveness trial: Postintervention results[J]. Obesity, 2011, 19(5): 994−1003.

② Colin-Ramirez E, Castillo-Martinez L, Orea-Tejeda A, et al. Outcomes of a school-based intervention (RESCATE) to improve physical activity patterns in Mexican children aged 8−10 years[J]. Health Education Research, 2010, 25(6): 1042−1049; Gentile D A, Welk G, Eisenmann J C, et al. Evaluation of a multiple ecological level child obesity prevention program: Switch (R) what you do, view, and chew[J]. BMC medicine, 2009(7): 49.

③ Katapally T R, Laxer R E, Qianc W, et al. Do school physical activity policies and programs have a role in decreasing multiple screen time behaviours among youth?[J] Preventive Medicine, 2018, 110(1): 106−113.

何加强学校对在校期间儿童青少年屏前久坐行为和体育锻炼的责任，以及与家庭充分协作，在更大程度上提高干预效率和实际效果是今后研究的一个重要课题。

三、基于社区的干预

一项系统综述认为，基于社区的屏前久坐行为干预研究以多重目标（如合并提高体育锻炼水平、改善饮食习惯和降低身体质量指数等）、年龄小于 13 岁人群为主，干预效应（减少量）平均为 20—30 分 / 天。[①] 如果是以单纯减少屏前久坐行为为目的的干预研究，干预效应（减少量）可达 60 分 / 天。因此，单纯的屏前久坐行为干预效果可能更好，并且存在"剂量—效应"关系。同时，这类研究也鲜有单纯的基于社区而不涉及其他场地，多是强调家庭的参与。干预措施包括小班教育（通过早教中心或小型电子媒介如手机）、咨询、家庭工作坊、放学后活动计划、电子监控装置及家庭或同伴的社会支持等。由于部分儿童青少年的屏前久坐行为时间过长，而家长无法有效改变并意识到潜在的健康危害（如成瘾或导致肥胖），遂寻求相关专业诊所的帮助。诊所主要通过健康专业人士提供咨询与培训（包括家长及其子女），并强调家庭成员（主要指父母）的充分参与。

目前，有关儿童青少年屏前久坐行为的干预研究，鲜有措施单纯基于某一场所，而大部分是多方、多场所的共同参与。但是，学校、家庭和社区三方如何进行有机的联合干预以及各自的干预定位、角色如何，少有研究进行专门、深入探讨。同时，从干预的效果来看，虽然以往研究存在不一致，但近几年的研究已提供了较为充分的证据支持在多种场所中对儿童青少年屏前久坐行为实施干预的有效性，而且对提高总体体育锻炼水平、改善饮食习惯和降低肥胖程度等也有一定的积极作用。当然，不同的干预策略或方法，可能对于不同的人群、场所以及屏前久坐行为类型的效果也有所不同。

---

① Buchanan L R, Rooks-Peck C R, Finnie R K C, et al. Reducing recreational sedentary screen time: A community guide systematic review[J]. Amercian Journal of Preventive Medicine, 2016, 50(3): 402−415.

第二节　个体、物理环境及社会层面的干预策略

有研究认为，屏前久坐行为往往出现在无意识/默认的状态下，具有很强的惯性。屏前久坐行为也具有较大的装置依赖性和吸引力，随着新兴技术的发展更是如此。因此，改变这种屏前久坐行为，特别是对于儿童青少年等，需要更多外部策略或技术支持才能得以实现。以往研究中的干预策略主要有两种：间接和直接。间接干预是指通过增加体育锻炼参与来间接减少屏前久坐行为。以往研究认为，直接干预屏前久坐行为或把减少屏前久坐行为作为主要目标的干预效果更好。所以，本部分主要探讨儿童青少年屏前久坐行为的直接干预策略与方法，在参考影响个体行为的社会生态学模型[①]的基础上，从个体行为转变技术、屏幕可及性与物理环境以及父母支持度与社会环境等三个方面对现有干预研究中采用的策略与方法进行述评。

一、个体行为转变技术

一项定性研究显示，对于许多儿童青少年来说，屏前久坐行为是日常生活中不可分割的一部分，而且也是增加娱乐性、促进社交和逃避现实的良好机会。[②]但是由于过多屏前久坐行为存在诸多健康危害，所以需要通过专题教育，提供健康相关信息以及可代替的更为积极的健康行为方式等，让儿童青少年充分认识屏前久坐行为时间过长的危害。同时，健康意识提升、目标设定、自我监控与反馈、行为强化与激励和自我效能提高也是屏前久坐行为转变技术中较常用、有效的个体层面的方法。[③]可以通过父母与其孩子协商制定屏前行为目标、家庭规则和行动计划，开展日常监控（可佩戴智能手环），提升自我效能，逐步减少屏前久坐行为。虽然充分强调儿童青少年的全面、积极参与，特别是

---

① 生态学（ecology）最初来源于生物学，研究自然界中生物与其生存环境的相互关系。现今，学者们也常用"生态"来解释人类行为，认为个体健康行为是个体因素与环境因素共同交互作用的结果。其中，环境因素又可分为微观系统、中间系统、外围系统和宏观系统等。本节主要探讨个体因素、微观系统及中间系统等的策略，外围系统和宏观系统不在讨论范围。

② Minges K E, Owen N, Salmon J, et al. Reducing youth screen time: Qualitative metasynthesis of findings on barriers and facilitators[J]. Health Psychology, 2015, 34(4): 381–397.

③ Salmon J, Jorna M, Hume C, et al. A translational research intervention to reduce screen behaviours and promote physical activity among children: Switch-2-Activity[J]. Health Promotion International, 2011(26): 311–321.

对于年龄较大的青少年可能很有必要，但是，儿童青少年正处于生长发育期，心智还不够成熟，自律性、自我约束能力往往较差，仅通过个体层面的措施或方法难以奏效。所以，以往儿童青少年屏前久坐行为干预研究中鲜有直接把个体层面的因素作为仅有的调节变量，而更多的是通过外部物理性、社会性因素的改变来达到减少屏前久坐行为的目的。

二、屏幕可及性与物理环境

（一）电视机闭锁装置

电视机闭锁装置是指在已有电视机上安装观看时间管理程序如 TV Allowance、Mind master、Miami 和 FL 等，设定观看时间，以达到控制看电视时间的目的。电视机闭锁装置被假定为与家庭或父母规定具有相似的效果，但儿童青少年对其的控制感觉是完全不同的。前者为客观存在的装置控制，具有避免父母与其子女潜在冲突的积极性，而后者的控制主要来源于父母。[1] 虽然有少部分研究显示，使用电视机闭锁装置可能减少每天看电视时间，但部分研究结果并不一致。[2] 并且，研究还显示部分家庭并没有真正使用研究人员提供的闭锁装置，或者在使用后表示不愿继续使用该装置。[3] 因此，今后有关电视机闭锁装置的问题是如何提高人们的可接受度以及长期使用的依从性。

（二）条件反馈系统

条件反馈系统是指当健康行为如体育锻炼达到一定要求后才能"挣得"一定电视观看时间，一般包括闭环和开环两种模式。一项采用电视观看与固定自行车关联的闭环模式进行干预的研究显示，通过干预每周看电视的时间可减少20 小时。[4] 另一项研究采用了开环模式即电视观看与日常体育锻炼（计步器或加

① Biddle S J H, Petrolini I, Pearson N. Interventions designed to reduce sedentary behaviours in young people: A review of reviews[J]. British Journal of Sports Medicine, 2014, 48(3): 182−186.

② Wu L, Sun S, He Y, et al. The effect of interventions targeting screen time reduction: A systematic review and meta-analysis[J]. Medicine, 2016, 95(27): e4029.

③ Robinson T N. Reducing children's television viewing to prevent obesity: A randomized controlled trial[J]. JAMA, 1999, 282(16): 1561−1567; Ni Mhurchu C, Roberts V, Maddison R, et al. Effect of electronic time monitors on children's television watching: pilot trial of a home-based intervention[J]. Preventive Medicine, 2009, 49(5): 413−417.

④ Faith M S, Berman N, Heo M, et al. Effects of contingent television on physical activity and television viewing in obese children[J]. Pediatrics, 2001, 107(5): 1043−1048.

速度计测量）挂钩的干预方式，通过干预每天看电视时间也可减少近 2 小时。[1]因此，条件反馈系统的干预效果较一致。

（三）运动型电子游戏、站立式课桌及卧室电视机 / 电脑

首先，运动型电子游戏可成为有效的干预工具，即用动态型屏前行为代替静态型屏前行为，以减少屏前久坐行为总时间。但是，目前这方面的干预研究还较为缺乏，并且研究结果不一致。[2]其次，使用站立式课桌也可成为潜在的干预方法。站立式课桌是指用站立或站坐可调的课桌代替传统课桌，引导儿童青少年多采用站立屏前行为模式，使得屏前行为达到轻度身体活动能量代谢水平。最后，儿童青少年卧室不放置或移走放置的电视机 / 电脑也可成为干预的重要措施。虽然以往研究发现儿童青少年卧室放置电视机是过多屏前久坐行为的决定性危险因素，但是少有研究把移走卧室的电视机作为干预手段的重要内容。[3]因此，今后的干预研究可在卧室有电视机 / 电脑并有过多屏前久坐行为的人群中调控这一因素，以探讨移走卧室电视机 / 电脑可能带来的好处。总的来看，目前基于家庭物理性环境改善的干预研究还较为缺乏。

三、父母支持度与社会环境

（一）父母的参与 / 支持

以往干预研究中，通常包含每周或每月的信息推送或电话随访，不仅会提升父母及其子女对相关行为的认知，同时也会促使父母发挥榜样作用。同时，父母可能需要定期完成任务（如体育锻炼日记等），与其子女共同制定行为改变目标、计划与屏前久坐行为"预算"等。针对这些任务或事项还可以签订多方协议，让父母、儿童青少年更具责任意识。完成任务后，可给予适当奖励如食品优惠券、卡片、证书等。此外，还可以倡导电视 / 电脑关机运动（TV/computer turn off campaign），即连续数天或数周不看电视或不用电脑等，也能有效控制屏

---

[1] Goldfield G S, Mallory R, Parker T, et al. Effects of open-loop feedback on physical activity and television viewing in overweight and obese children: A randomized, controlled trial [J]. Pediatrics, 2006, 118(1): e157–e166.

[2] Marsh S, Foley L S, Wilks D C, et al. Family-based interventions for reducing sedentary time in youth: A systematic review of randomized controlled trials [J]. Obesity Reviews, 2014, 15(2): 117–133.

[3] Schmidt M E, Haines J, Brien A, et al. Systematic review of effective strategies for reducing screen time among young children [J]. Obesity, 2012, 20(7): 1338–1354.

前久坐行为时间。[1] 总的来看，多数研究认为父母的作用非常重要，是干预成败的关键，但其与家庭物理环境的交互作用仍缺乏研究。

（二）基于诊所的咨询

一项综述研究显示，其纳入的大部分干预研究都显示诊所咨询对减少屏前久坐行为（如看电视时间）有积极作用。[2] 另一项 Meta 分析也显示，比起电视机闭锁装置，健康促进课程或咨询似乎更为有效。[3] 这种基于诊所的咨询 / 健康促进课程除了能提供具体的策略与方法外，还包括激励性面谈。以往的咨询或健康促进课程主要是基于社会认知理论而设计的。[4] 但是，这部分基于诊所咨询的干预研究主要集中在学龄前儿童（小于 6 岁），而且缺乏长期跟踪，所以其在年龄较大的儿童青少年人群中是否适用及其长期效果如何还有待进一步研究。

第三节　当前干预研究的不足之处与今后展望

一、干预对象与研究设计

从干预对象来看，学龄前儿童干预较为有效，对年龄较大的儿童青少年的干预效果较差，这可能是由于年龄较大的儿童青少年自主性更强，更不易受外部环境的影响。同时，该领域的干预研究报道主要来自美国和其他发达国家（如加拿大、澳大利亚等），而且多数为城市或郊区，鲜见针对中国，特别是农村人群的干预研究。从干预研究设计来看，很多为非盲 / 单盲准实验研究设计。这是由于很多研究以整群干预为主而不是对个体随机进行分组，同时双盲策略在人群干预研究中似乎也很难真正实现，这就降低了研究结果的可靠性。从干

① Gortmaker S L, Cheung L W Y, Peterson K E, et al. Impact of a school-based interdisciplinary intervention on diet and physical activity among urban primary school children: Eat well and keep moving[J]. Archives of Pediatrics & Adolescent Medicine, 1999, 153(9): 975−983.

② Schmidt M E, Haines J, Brien A, et al. Systematic review of effective strategies for reducing screen time among young children[J]. Obesity, 2012, 20(7): 1338−1354.

③ Wu L, Sun S, He Y, et al. The effect of interventions targeting screen time reduction: A systematic review and meta-analysis[J]. Medicine, 2016, 95(27): e4029.

④ Maniccia D M, Davison K K, Marshall S J, et al. A meta-analysis of interventions that target children's screen time for reduction[J]. Pediatrics, 2011, 128(1): e193−e210.

预时间和随访来看，短期研究较多，效果较好，长期干预与随访的研究较少，干预措施的长期效果还不明确。从干预场所来看，由学校牵头、家庭参与的研究较多，而充分综合学校、家庭及社区三方的优势和作用的研究还不足。

二、屏前久坐行为的类型及测量

从屏前久坐行为的类型来看，以往研究主要针对电视，缺少对手机等新型屏前久坐行为的干预研究。然而，随着手机的普及，基于手机的屏前久坐行为占比较大甚至已成为主要部分。因此，基于手机的儿童青少年屏前久坐行为干预显得非常迫切。从屏前久坐行为的测量来看，传统加速度计难以区分屏前久坐行为与其他类型久坐行为而使其很难被客观测量和识别。同时，摄像头实时录像等潜在客观测量工具又难以大规模实施和定量分析，也较少被人群研究所采纳。因此，大多屏前久坐行为研究是基于存在潜在较大偏倚风险的自我报告数据。此外，相关环境因素即使是物理环境因素也同样缺乏高效的客观指标测量方法。[①] 干预相关指标测量的不准确导致难以对干预效果做出准确评估。因此，屏前久坐行为及其变化的准确测量既是本领域研究的基础性工作也是难点之一。有学者认为，主观测量法联合客观测量法是颇具前景的解决方案。

三、干预的策略与方法

首先，现有儿童青少年屏前久坐行为干预研究普遍缺乏系统的行为理论和行为转变技术支持，其作用途径和机制不明确。大部分研究采取若干个干预措施的简单组合，缺乏系统、整体的路径设计。其次，目前干预措施多数为综合／混合的干预模式，难以分清具体哪种干预措施、方法或技术更为有效。再次，随着社会经济发展，很多儿童青少年的卧室配有独立的电视机和电脑。但是，少有针对移走儿童青少年卧室电视机、电脑等以降低屏前久坐行为可及性的研究。最后，新兴技术如屏前运动锻炼游戏（体感游戏）、VR/AR 的快速发展，特别是基于手机 AR 游戏（如"宝可梦 Go"[②]"一起来捉妖"[③] 等），可能对于替换

---

① Maitland C, Stratton G, Foster S, et al. A place for play: The influence of the home physical environment on children's physical activity and sedentary behaviour[J]. Internation Journal of Behavioral Nutrition and Physical Activity, 2013（10）：99.

② 一款能对现实世界中出现的宝可梦进行探索捕捉以及交换的游戏。

③ 一款通过 AR 功能抓捕身边的妖灵，对它们进行培养的游戏。游戏中有对战、展示、交易等功能。

传统屏前久坐行为、促进身体活动（户外活动）具有潜在应用价值。然而，这些干预措施也可能会产生新的问题或副作用，如成瘾、安全问题；同时，还需要更多、更高质量的 RCT 实验来验证它们的有效性。

参考文献

Wu P C, Chen C T, Chang L C, 等 . 中国台湾小学生户外活动时间与视力的关联研究 [J]. 中华预防医学杂志 , 2021, 55(4): 527–527.

安美静 , 陈天娇 , 马军 . 父母因素对儿童青少年视屏时间的影响及其性别差异 [J]. 中国学校卫生 , 2019, 40(2): 202–205.

方慧 , 陈佩杰 . 国外学前儿童体力活动研究进展与述评 [J]. 体育与科学 , 2016, 37(3): 34–43.

郭强 , 汪晓赞 , 蒋健保 . 我国儿童青少年身体活动与久坐行为模式特征的研究 [J]. 体育科学 , 2017 (7): 17–29.

江小小 . 中国城市儿童青少年闲暇静态行为研究 [D]. 上海 : 复旦大学 , 2014.

李良 , 徐建方 , 路瑛丽 , 等 . 户外活动和体育锻炼防控儿童青少年近视的研究进展 [J]. 中国体育科技 , 2019, 55(4): 3–13.

罗春燕 . 上海市青少年课余屏前行为的影响因素与干预研究 [D]. 上海 : 复旦大学 , 2014.

潘婉 , 江流 , 耿梦龙 , 等 . 学龄前儿童视屏时间及户外活动对情绪的影响 [J]. 中华流行病学杂志 , 2019, 40(12): 1569–1570.

孙丽丽 , 齐丽丽 , 季拓 . 电子产品对学龄前及学龄初期儿童近视的相关性分析 [J]. 国际眼科杂志 , 2016, 16(2): 382–385.

滕晓雨 , 丁磊 , 邵静 , 等 . 山东省 4—6 岁儿童电子屏幕暴露现况及影响因素研究 [J]. 中国儿童保健杂志 , 2019, 27(12): 1300–1303, 1307.

汪小燕 , 殷刚柱 , 郭锋 , 等 . 新冠疫情前后学龄前儿童视屏时间变化及与行为问题关联 [J]. 中国公共卫生 , 2021, 37(5): 769–773.

王瑛 , 罗蕖 , 张明 . 户外活动时长与预防儿童近视的 Meta 分析 [J]. 中国循证医学杂志 , 2019, 19(3): 287–292.

叶孙岳 . Sedentary 行为 : 一种 "久坐不动" 的生活习惯 [M]. 杭州 : 浙江工商大学出版社 , 2017.

叶孙岳 , 黄欣 . 儿童青少年屏前静态行为干预研究进展 [J]. 中国公共卫生 , 2019, 35(9): 1276–1280.

张树丽 . 儿童视角下父亲在幼儿教养中的理想角色研究 [D]. 安庆 : 安庆师范大学 , 2020.

张越伦 , 张欢 , 王欢 , 等 . 屏幕时间对儿童青少年肥胖的影响研究进展 [J]. 中国学校卫生 , 2012, 33(11): 1403–1405.

赵瑾 , 章依文 . 屏幕暴露与儿童早期发展 [J]. 教育生物学杂志 , 2019, 7(1): 1–5.

邹扬 . 上海市父亲参与孩子早期教育的现状及问题研究 [D]. 上海：华东师范大学 , 2006.

American Academy of Pediatrics. American Academy of Pediatrics: Children, adolescents, and television[J]. Pediatrics, 2001, 107(2): 423–426.

Ansari M T. WHO guidelines on physical activity, sedentary behaviour and sleep for children under 5 years of age[R]. Geneva: World Health Organization, 2019.

Barnett L M, Bangay S, McKenzie S, et al. Active gaming as a mechanism to promote physical activity and fundamental movement skill in children[J]. Frontiers in Public Health, 2013(1): 74.

Bernard J Y, Padmapriya N, Chen B Z, et al. Predictors of screen viewing time in young Singaporean children:The GUSTO cohort[J]. International Journal of Behavioral Nutrition and Physical Activity, 2017(14): 112.

Biddiss E, Irwin J. Active video games to promote physical activity in children and youth: A systematic review[J]. Archives of Pediatrics and Adolescent Medicine, 2010, 164(7): 664–672.

Biddle S J H, Petrolini I, Pearson N. Interventions designed to reduce sedentary behaviours in young people: A review of reviews[J]. British Journal of Sports Medicine, 2014, 48(3): 182–186.

Biddle S J H, Pearson N, Salmon J. Sedentary behaviors and adiposity in young people: Causality and conceptual model[J]. Exercise and Sport Sciences Reviews, 2018, 46(1): 18–25.

Burnette D, Sun J, Sun F. A comparative review of grandparent care of children in the U.S. and China[J]. Ageing International, 2013, 38(1): 43–57.

Butt J, Weinberg R S, Breckon J D, et al. Adolescent physical activity participation and motivational determinants across gender, age, and race[J].Journal of Physical Activity and Health, 2011, 8(8): 1074–1083.

Byrne R, Terranova C O, Trost S G. Measurement of screen time among young children aged 0–6 years: A systematic review[J]. Obesity Reviews, 2021, 22(8): e13260.

Cai Y J, Zhu X H, Wu X P. Overweight, obesity, and screen-time viewing among Chinese school-aged children: National prevalence estimates from the 2016 Physical Activity and Fitness in China—The Youth Study[J]. Journal of Sport and Health Science, 2017(6): 404–409.

Carson V, Hunter S, Kuzik N, et al. Systematic review of sedentary behaviour and health indicators in school-aged children and youth: An update[J]. Applied Physiology Nutrition and Metabolism, 2016, 41(6): s240–s265.

Council on Communications and Media. Children, adolescents, obesity, and the media[J]. Pediatrics, 2011, 128(1): 201–208.

Esteban-Cornejo I, Martinez-Gomez D, Sallis J F, et al. Objectively measured and self-reported leisure-time sedentary behavior and academic performance in youth: The UP & DOWN Study[J]. Preventive Medicine, 2015(77): 106–111.

Fang K H, Mu M, Liu K, et al. Screen time and childhood overweight/obesity: A systematic review and meta-analysis[J]. Child Care Health and Development, 2019, 45(5): 744–753.

Foreman J, Salim A T, Praveen A, et al. Association between digital smart device use and myopia: A systematic review and meta-analysis[J]. The Lancet Digital Health, 2021, 3(12): e806–e818.

Gao Z, Pope Z, Lee J E, et al. Impact of exergaming on young children's school day energy expenditure and moderate-to-vigorous physical activity levels[J]. Journal of Sport and Health Science, 2017, 6(1): 11–16.

Gao Z. Fight fire with fire?: Promoting physical activity and health through active video games[J]. Journal of Sport and Health Science, 2017, 6(1): 1–3.

Gunnell K E, Flament M F, Buchholz A, et al. Examining the bidirectional relationship between physical activity, screen time, and symptoms of anxiety and depression over time during adolescence [J]. Preventive Medicine, 2016(88): 147–152.

Hardy L L, Booth M L, Okely A D. The reliability of the Adolescent Sedentary Activity Questionnaire (ASAQ)[J]. Preventive Medicine, 2007, 45(1): 71–74.

Hinkley T, Salmon J, Okely A D, et al. Preschoolers' physical activity, screen time, and compliance with recommendations[J]. Medicine & Science in Sports & Exercise, 2012, 44(3): 458–465.

Hjorth M F, Chaput J P, Michaelsen K, et al. Seasonal variation in objectively measured physical activity, sedentary time, cardio-respiratory fitness and sleep duration among 8–11 year-old Danish children: A repeated-measures study[J]. BMC Public Health, 2013(13): 808.

Hnatiuk J A, Salmon J, Hinkley T, et al. A review of preschool children's physical activity and sedentary time using objective measures[J]. Amercian Journal of Preveative Medicine, 2014, 47(4): 487–497.

Huang W Y, Wong S H, Salmon J. Correlates of physical activity and screen-based behaviors in Chinese children[J]. Journal of Science and Medicine in Sport, 2013, 16(6): 509-514.

Jones R A, Hinkley T, Okely A D, et al. Tracking physical activity and sedentary behavior in childhood: A systematic review[J]. Amercian Journal of Preventive Medicine, 2013, 44(6): 651.

Lai S K, Costigan S A, Morgan P J, et al. Do school-based interventions focusing on physical activity, fitness, or fundamental movement skill competency produce a sustained impact in these outcomes in children and adolescents?: A systematic review of follow-up studies[J]. Sports Medicine, 2014, 44(1): 67-79.

LeBlanc A G, Broyles S T, Chaput J P, et al. Correlates of objectively measured sedentary time and self-reported screen time in Canadian children[J]. International Journal of Behavioral Nutrition and Physical Activity, 2015(12): 38.

Maitland C, Stratton G, Foster S, et al. A place for play?: The influence of the home physical environment on children's physical activity and sedentary behaviour[J]. International Journal of Behavioral Nutrition and Physical Activity, 2013(10): 99.

Maniccia D M, Davison K K, Marshall S J, et al. A meta-analysis of interventions that target children's screen time for reduction[J]. Pediatrics, 2011, 128(1): e193-e210.

Morgan P J, Barnett L M, Cliff D P, et al. Fundamental movement skill interventions in youth: A systematic review and meta-analysis[J]. Pediatrics, 2013, 132(5): e1361-e1383.

Page Z E, Barrington S, Edwards J, et al. Do active video games benefit the motor skill development of non-typically developing children and adolescents: A systematic review[J]. Journal of Science and Medicine in Sport, 2017, 20(12): 1087-1100.

Pearson N, Salmon J, Crawford D, et al. Are parental concerns for child TV viewing associated with child TV viewing and the home sedentary environment?[J] International Journal of Behavioral Nutrition and Physical Activity, 2011(8): 102.

Salmon J, Jorna M, Hume C, et al. A translational research intervention to reduce screen behaviours and promote physical activity among children: Switch-2-Activity[J]. Health promotion international, 2011(26): 311-321.

Schmidt M E, Haines J, O'Brien A, et al. Systematic review of effective strategies for reducing screen time among young children[J]. Obesity, 2012, 20(7): 1338-1354.

Schoeppe S, Rebar A L, Short C E, et al. How is adults' screen time behaviour influencing their views on screen time restrictions for children?: A cross-sectional study[J]. BMC Public Health, 2016(16): 201.

Sivanesan H, Vanderloo L M, Keown-Stoneman CDG, et al. The association between screen time and cardiometabolic risk in young children[J]. International Journal of Behavioral Nutrition and Physical Activity, 2020(17): 41.

Smith L, Gardner B, Hamer M. Childhood correlates of adult TV viewing time: A 32-year follow-up of the 1970 British cohort study[J]. Journal of Epidemiology and Community Health, 2015, 69(4): 309–313.

Stierlin A S, De Lepeleere S, Cardon G, et al. A systematic review of determinants of sedentary behaviour in youth: A DEDIPAC-study[J]. The International Journal of Behavioral Nutrition and Physical Activity, 2015(12): 133.

Sun H C. Impact of exergames on physical activity and motivation in elementary school students: A follow-up study[J]. Journal of Sports and Health Science, 2013, 2(3): 138–145.

Tompsett C, Sanders R, Taylor C, et al. Pedagogical approaches to and effects of fundamental movement skill interventions on health outcomes: A systematic review[J]. Sports Medicine, 2017, 47(9): 1795–1819.

Tremblay M S, Aubert S, Barnes J D, et al. Sedentary Behavior Research Network (SBRN)—Terminology Consensus Project process and outcome[J]. International Journal of Behavioral Nutrition and Physical Activity, 2017(14): 75.

Tremblay M S, LeBlanc A G, Kho M E, et al. Systematic review of sedentary behaviour and health indicators in school-aged children and youth[J]. International Journal of Behavioral Nutrition and Physical Activity, 2011(8): 98.

Tremblay M S, Warburton D E, Janssen I, et al. New Canadian physical activity guidelines[J]. Applied Physiology, Nutrition, and Metabolism, 2011, 36(1): 36–46, 47–58.

Venckunas T, Emeljanovas A, Mieziene B, et al. Secular trends in physical fitness and body size in Lithuanian children and adolescents between 1992 and 2012[J]. Journal of Epidemiology and Community Health, 2017, 71(2): 181–187.

Wick K, Leeger-Aschmann C S, Monn N D, et al. Interventions to promote fundamental movement skills in childcare and kindergarten: A systematic review and meta-analysis[J]. Sports Medicine, 2017, 47(10): 2045–2068.

Wu L, Sun S, He Y, et al. The effect of interventions targeting screen time reduction A systematic review and meta-analysis [J]. Medicine, 2016, 95(27): e4029.

Xu H L, Wen L M, Rissel C. Associations of parental influences with physical activity and screen time among young children: A systematic review[J]. Journal of Obesity, 2015(5): 1–23.

Ye S, Chen L, Wang Q, et al. Correlates of screen time among 8–19-year-old students in China[J]. BMC Public Health, 2018, 18(1): 467.

附　录

幼儿健康行为调查问卷

亲爱的家长：

您好！

为了追踪了解您孩子的身体发育及健康行为情况，我们编制了此份问卷。本次调查活动是嘉兴学院学前教育系与本幼儿园联合开展的研究项目。您的回答将有助于我们更好地收集数据与开展研究，为今后出台相关政策措施并促进孩子身心健康发展提供科学依据。我们将会对您的答案进行严格保密，并且相关信息仅限于科学研究。请您仔细阅读问题并回答这些问题。本问卷大概需要花费您 5 分钟的宝贵时间，感谢您的配合与参与！

一、幼儿情况部分

1. 幼儿园（园区）名称_____

2. 年级、班级、学号

（1）年级_____

（2）班级_____

（3）学号_____

3. 幼儿姓名：_____

4. 性别：

□男　　　　□女

5. 出生日期：____年__月__日

6. 身高：____厘米（保留小数点后一位即可）

7. 体重：____千克（保留小数点后一位即可）

8. 幼儿是否为独生子女：

□否　　　　□是

9. 幼儿有无先天性眼科疾病：

□无　　　　　□是＿＿＿＿＿＿＿（请填写疾病名称）

10. 幼儿在家平均每天看电视、手机／平板电脑，玩电脑游戏等的屏前行为时间^①为：

□30 分钟及以下　□30 分钟—1 小时　□1—2 小时

□2—3 小时　□3 小时及以上

11. 在家里，幼儿接触电视机、电脑、手机等屏幕的容易程度：

□很容易　□比较容易　□一般　□比较困难　□很困难

12. 幼儿回家第一时间想做什么？

□看电子媒介（如电视、手机等）　□阅读绘本等书籍

□进行户外活动　□吃东西　□其他

13. 幼儿平均每天户外活动时间（不包括在幼儿园期间）为：

□30 分钟及以下　□30 分钟—1 小时　□1—2 小时

□2—3 小时　□3 小时及以上

14. 所在小区及周边可供幼儿进行户外活动的场地多吗？

□很多　□比较多　□一般　□比较少　□很少

15. 幼儿平均每天睡眠时间（包括午睡，幼儿园午休时间一般为 2 小时左右）为：

□8 小时及以下　□8—9 小时　□9—10 小时

□10—11 小时　□11 小时及以上

16. 幼儿晚上一般与谁一起睡觉？

□母亲　□父亲　□爷爷、奶奶　□外公、外婆　□独自　□其他

17. 幼儿近一年感冒、发烧次数为：

□无　□1—3 次　□3—5 次　□5 次及以上

18. 在家时幼儿最主要的照护人为：

□母亲　□父亲　□爷爷、奶奶　□外公、外婆　□其他

---

① 亦可称"屏幕时间"或"视屏时间"。

二、父母亲及主要照护人情况问卷

1. 父亲出生日期：＿＿年＿月＿日

   母亲出生日期：＿＿年＿月＿日

2. 父亲受教育程度：

□小学以下　□小学或初中　□高中或中专　□大学或大专　□研究生

3. 母亲受教育程度：

□小学以下　□小学或初中　□高中或中专　□大学或大专　□研究生

4. 主要照护人受教育程度：

□小学以下　□小学或初中　□高中或中专　□大学或大专　□研究生

5. 父母是否近视/高度近视（近视度数超过600度为高度近视）：

□双方高度近视　□一方高度近视　□双方近视　□一方近视　□无

6. 父亲平均每天居家户外活动时间为：

□30分钟及以下　□30分钟—1小时　□1—2小时

□2—3小时　□3小时及以上

7. 母亲平均每天居家户外活动时间为：

□30分钟及以下　□30分钟—1小时　□1—2小时

□2—3小时　□3小时及以上

8. 主要照护人平均每天居家户外活动时间（在家时幼儿最主要的照护人不是母亲或父亲时填）为：

□30分钟及以下　□30分钟—1小时　□1—2小时

□2—3小时　□3小时及以上

9. 您与您的孩子每周一起户外活动的次数多吗？

□很多　□比较多　□一般　□比较少　□很少

10. 您认为阻碍您和孩子进行户外活动的主要原因有（最多选三项）：

□孩子不感兴趣，不愿意去户外活动　　□孩子要参加兴趣班，没时间

□自己没时间、精力　　　　　　　　　□自己没有相关知识技能储备

□家旁边没有户外活动的场地　　　　　□家旁边有活动场地但不安全

□所居住楼层过高且没有电梯　　　　　□其他＿＿＿＿＿＿

11. 父亲平均每天在家看电视、手机或平板电脑，玩电脑游戏等屏前时间为：

☐ 30 分钟及以下　☐ 30 分钟—1 小时　☐ 1—2 小时

☐ 2—3 小时　☐ 3 小时及以上

12. 母亲平均每天在家看电视、手机或平板电脑，玩电脑游戏等屏前时间为：

☐ 30 分钟及以下　☐ 30 分钟—1 小时　☐ 1—2 小时

☐ 2—3 小时　☐ 3 小时及以上

13. 主要照护人平均每天在家看电视、手机或平板电脑，玩电脑游戏等屏前时间为：

☐ 30 分钟及以下　☐ 30 分钟—1 小时　☐ 1—2 小时

☐ 2—3 小时　☐ 3 小时及以上

14. 您与您的孩子一起看电视、手机或平板电脑等的次数多吗？

☐很多　☐比较多　☐一般　☐比较少　☐很少

15. 幼儿园给您提供的幼儿家庭户外活动指导或建议多吗？

☐很多　☐比较多　☐一般　☐比较少　☐很少

16. 一般都是谁带孩子进行户外活动呢？

☐母亲　☐父亲　☐爷爷、奶奶　☐外公、外婆　☐其他

17. 您家给孩子报了几个兴趣班？（选择"0"时跳过下一题）

☐ 0 个　☐ 1 个　☐ 2 个　☐ 3 个　☐ 3 个以上

18. 您给孩子报了什么兴趣班？（可多选）

☐语言类　☐艺术类（舞蹈、乐器、美术等）

☐体育类（球类、轮滑等）☐其他＿＿＿＿＿＿＿＿

19. 我认为孩子花太少时间在户外活动方面将不利于健康。

☐很同意　☐比较同意　☐一般　☐比较不同意　☐很不同意

20. 我不喜欢孩子户外活动太少。

☐很同意　☐比较同意　☐一般　☐比较不同意　☐很不同意

21. 我对于孩子的户外活动时间有明确要求（如尽量多地去户外活动）。

☐很同意　☐比较同意　☐一般　☐比较不同意　☐很不同意

22. 我认为孩子屏前久坐行为时间太长（如每天看电视等超过 2 小时）将不利于健康。

□很同意　□比较同意　□一般　□比较不同意　□很不同意

23. 我不喜欢孩子屏前久坐行为时间太长。

□很同意　□比较同意　□一般　□比较不同意　□很不同意

24. 我对于孩子的屏前久坐行为时间有明确的规定（如严格控制看动画片的时间等）。

□很同意　□比较同意　□一般　□比较不同意　□很不同意

25. 我为了预防孩子近视采取了一定措施。

□很同意　□比较同意　□一般　□比较不同意　□很不同意

26. 对于预防孩子近视，我有足够多的知识、技能储备。

□很同意　□比较同意　□一般　□比较不同意　□很不同意

27. 我认为自己有能力预防孩子近视。

□很同意　□比较同意　□一般　□比较不同意　□很不同意

28. 您是孩子的：（问卷的主要填写人）

□母亲　□父亲　□爷爷、奶奶　□外公、外婆　□其他